しくじり症例から学ぶ総合診療

編者 **雨森正記** 弓削メディカルクリニック 院長

監修 **西村真紀** 川崎セツルメント診療所 所長

謹 告

本書に記載されている事項に関しては，発行時点における最新の情報に基づき，正確を期するよう，著者・出版社は最善の努力を払っております。しかし，医学・医療は日進月歩であり，記載された内容が正確かつ完全であると保証するものではありません。したがって，実際，診断・治療等を行うにあたっては，読者ご自身で細心の注意を払われるようお願いいたします。本書に記載されている事項が，その後の医学・医療の進歩により本書発行後に変更された場合，その診断法・治療法・医薬品・検査法・疾患への適応等による不測の事故に対して，著者ならびに出版社は，その責を負いかねますのでご了承下さい。

序

「私，失敗しないので」と言う医師はテレビの中だけの存在で，多かれ少なかれしくじりを経験しない医師はいない。期待しない結果になったものが，何らかのミスによるものではないかと報道され医療訴訟に発展することが多くなっているという。問題とされることの90％以上はミスでもないとの指摘もあるが，臨床医を行ううえではどうしても苦い経験は避けられないものである。

今から300年余り前に対馬藩に仕え，日本と朝鮮との間の交渉に当たった儒学者である雨森芳洲先生（私と遠縁にあたる）には，最初医師の道を志したが，修行中に師匠である医師から「学者は紙を費やし，医師は人を費やす」という言葉を聞き，医師から学者へ転向したという逸話が残っている。当時から，良い医師となるには，多くの患者でしくじりながら学んでいかなければいけないという教えがあったのに違いない。

30年ほど前に，ある医療系の雑誌の中で，高名な医師が，若い頃に経験した苦い経験を語るという連載があった。当時の医学会で活躍されていた高名な医師でも起こしてしまった苦い経験はまだ駆け出しであった自分には実に興味深く，印象的な企画であった。ときを経て自分も診療所で30年経験した中で，よかったことより「しくじり」の経験のほうがはるかに記憶に残っている。またその経験がその後の診療，経営には大いに役立ってきたことは間違いない。

今回，若手の医師とベテランの医師とを結ぶような書籍をつくるということを提案され，若い方の経験されたしくじり，失敗談に対してベテランの先生がコメント頂くというこれまでにはなかった企画が思い浮かんだ。若い医師にとってはsignificant eventでもあり書きにくいこともあろうかと思われたが，多くの先生方に賛同いただき経験の提示を頂いた。またベテランの医師もおそらく同様の経験をされてい

るものと思われ，温かいコメントをいただいた。誠に感謝している。

　この書を参考に，多くの方に，他人のしくじりを他山の石とせずに自分の診療にいかせて頂ければ幸いである。企画についてご協力いただけた日本医事新報社編集部の各位とこれまで日本プライマリ・ケア連合学会の生涯教育セミナーにおいて各種の講演をいただいた先生方，熱心に討論に加わっていただいた参加者の先生方に御礼申し上げる次第である。

2019年2月
雨森正記

目次

part 1　しくじりの背景とこれからの対策

診断エラー	2
ポリファーマシー	11
マルチモビディティ	23
グループ診療	35
多職種連携	43
主治医機能における注意点	53

part 2　しくじり症例とその解決のヒント

経営のしくじり

開院前に不要な医療機器を買ってしまった	64
紹介した患者が帰ってこない	69
複数の医師がいて同じ疾患でも治療方針が違う	76
採用したスタッフの特性が面接時の印象と違っていた	83

診断のしくじり

本態性高血圧を疑ったら，実は睡眠時無呼吸による二次性高血圧だった	88
糖尿病の合併症のチェックが抜けていた	92
慢性疾患で定期通院している患者に進行胃がんが見つかった	99
C型肝硬変の定期検査が抜けたら肝がんを発症していた	106
脂肪肝と思っていたら肝がんを発症していた	111
嘔吐と心窩部痛を訴える39歳の女性に腹部CTを撮ったら……	117
胃腸炎だと思っていたらシガテラ中毒だった	122
湿疹と思ってステロイド軟膏を小児に処方したら膿痂疹だった	128
子どもをインフルエンザと診断したらその後クループだったと判明した	132
若い女性に聞きそびれたら性感染症だった	136
ずっとみていた患者のパーキンソン症状がわからなかった	141
DV疑いがある場合はどこへつなげたらよい？	147

救急外来で大丈夫と思って帰宅させたら直後に救急搬送された	154
寝たきりの認知症高齢者の食欲不振が咽頭がんだった	158

治療のしくじり

薬が重複されて処方されていた	162
薬のアドヒアランスが悪い	166
糖尿病で通院が途絶えていた	173
うつ病患者の紹介のタイミングを誤った	177
不要な向精神薬が原因で患者が転倒骨折してしまった	182
漢方薬を長年服用している患者の低カリウム血症を見逃していた	190

ヘルス・メンテナンスのしくじり

健診を受けていなかった	196
定期予防接種のために来院した小児にインフルエンザワクチンを接種してしまった	202
患者会など地域住民との学習会が続かない	208
小学校の健診で体重増加不良を見落とした	215

✖ 在宅医療のしくじり

携帯電話が通じなかった／すぐに往診してもらえなかったと言われた	221
家族が慌てて救急車を呼び，終末期患者が救急搬送されてしまった	226
訪問診療で家族の病気に気づかなかった	232

✖ コミュニケーションのしくじり

電子カルテで処方入力を間違った	237
家庭血圧測定を実施してもらえなかった	243
患者に「聞いていない」と言われた	248

✖ 教育のしくじり

研修医が来てくれたが何を教えたらよいのかわからない	256
スタッフ教育についてよい方法がわからない	263
地域からの講演依頼についてどうしたらよいかわからない	271

索引	277

執筆者一覧（五十音順）

編者　**雨森正記**　弓削メディカルクリニック
監修者　**西村真紀**　川崎セツルメント診療所

朝倉健太郎	大福診療所	小倉和也	はちのへファミリークリニック
芦田乃介	あしだこども診療所	勝谷友宏	勝谷医院
足立大樹	ホームケアクリニック横浜港南	加藤光樹	まどかファミリークリニック
雨森正洋	雨森医院	川上忠孝	新小山市民病院
井階友貴	福井大学医学部	北川貢嗣	信楽中央病院
板金　広	いたがねファミリークリニック	北西史直	トータルファミリーケア北西医院
一岡慶紀	彦根市立病院 内科	北山　周	北山医院
一瀬直日	赤穂市民病院	喜多理香	弓削メディカルクリニック
一ノ瀬英史	いちのせファミリークリニック	清田実穂	あさお診療所
上田祐樹	永原診療所	小坂文昭	こさか家庭医療クリニック
畝　辰明	大津ファミリークリニック	児玉和彦	こだま小児科
榎原　剛	えのきはらクリニック	小宮山学	ありがとうみんなファミリークリニック平塚
大竹要生	弓削メディカルクリニック	紺谷　真	紺谷内科婦人科クリニック
太田　浩	ありがとうみんなファミリークリニック平塚	近藤敬太	藤田医科大学総合診療プログラム／豊田地域医療センター
太田龍一	雲南市立病院 内科		
大野毎子	唐津市民病院きたはた	佐古篤謙	三次市作木診療所
大橋博樹	多摩ファミリークリニック	佐々木隆史	こうせい駅前診療所
大原紗矢香	はあと在宅クリニック	佐藤健太	勤医協札幌病院

佐藤弘太郎	北海道家庭医療学センター 本輪西ファミリークリニック	福井慶太郎	福井内科消化器科クリニック
愼 由佳理	いたがねファミリークリニック	堀越 健	多摩ファミリークリニック
孫 大輔	東京大学医学教育国際研究センター	松井善典	北海道家庭医療学センター 浅井東診療所
高木 暢	多摩ファミリークリニック	松坂英樹	松坂内科医院
高橋裕一	ゆうファミリークリニック	松田 諭	啓明クリニック
田中久也	田中医院	松村真司	松村医院
田原正夫	岩倉駅前たはらクリニック	三澤美和	大阪医科大学付属病院
玉井友里子	湯郷ファミリークリニック	溝口哲弘	溝口ファミリークリニック
角田秀樹	United States Naval Hospital Yokosuka	宮崎 仁	宮崎医院
土井たかし	土井内科医院	宮田靖志	愛知医科大学医学教育センター
土肥直樹	相模原市国民健康保険内郷診療所	森 洋平	みたき総合病院
德田嘉仁	近江八幡市立総合医療センター	山口美佳	いたがねファミリークリニック
中村琢弥	弓削メディカルクリニック	山田康介	北海道家庭医療学センター 更別村国保診療所
中山明子	大津ファミリークリニック	山本志香	はるかぜ薬局
中山久仁子	マイファミリークリニック蒲郡	山本 祐	自治医科大学地域医療学センター
西岡洋右	西岡記念セントラルクリニック	横井 徹	横井内科医院
西山順博	西山医院	吉嶺文俊	新潟県立十日町病院
橋本進一	橋本医院		
花戸貴司	東近江市永源寺診療所		
林 寛之	福井大学医学部附属病院		
樋口智也	三島共立病院		

part 1

しくじりの背景とこれからの対策

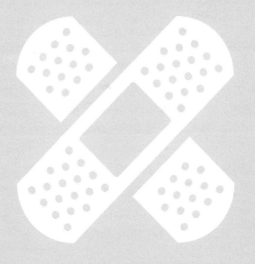

part 1 しくじりの背景とこれからの対策

診断エラー

山本 祐　自治医科大学地域医療学センター

ポイント

▶診断エラーは，知識や技術の不足のみに起因するものではない。状況・情報収集・情報統合に関わる多要因が絡み合って生じるものである
▶診断エラーを防ぐための唯一絶対の対抗策はない。種々の戦略を組み合わせ，継続的に発揮する努力が必要である

はじめに

　我々は日々の診療において，患者が有する健康問題を明らかにし，それを解決しようと考え行動している。この思考過程を臨床推論と呼び，とりわけ前半の「健康問題を明らかにしようとする過程」は診断推論と呼ばれている。診断推論においては，無意識的に進行する「直観的思考」と，意識的に行う「分析的思考」という2つの思考を我々は用いている（表1）[1]。効果的・効率的に正しい診断に至るためには，それぞれの思考プロセスの特性を知り，意識的に行われる分析的思考を反復・強化して適切に思考プロセスを制御すること，そして，診断の誤りをもたらす要因を理解し対処法を備えていくことが重要である。本項では，診断エラーについて定義と発生頻度，エラーをもたらす要因，およびその対策について概説する。

表1 直観的思考と分析的思考の特徴

	直観的思考	分析的思考
思考プロセス	無意識 パターン認識 ヒューリスティクス (経験則) 一発診断(snap diagnosis)	意識的 仮説演繹・鑑別診断リスト 系統的アプローチ (解剖学的・病因的) 網羅的診断
向いている疾患	頻度が高い疾患	稀な疾患
思考にかかる時間	迅速	時間がかかる
短所	バイアスに影響される恐れがある	豊富な知識が必要
向いている人	熟練者	初学者

文献1）より作成

診断エラーの定義と頻度

 そもそも，診断エラーとはどのような事象を指すのだろうか？ 米国医学研究所は，「患者の健康問題について**正確で適時な解釈**がなされないこと，もしくは，その説明が患者になされないこと」を診断エラーの定義として提唱している。このため，医療的準則に違反して患者に被害を生じさせる「過誤」を必ずしも指しているわけではない。また，診断エラーは，①**診断の見逃し**（missed diagnosis），②**診断の間違い**（wrong diagnosis），③**診断の遅れ**（delayed diagnosis）と，相互重複はあるものの大きく3つに分類することができる。

 わが国の臨床現場における診断エラーの発生頻度は明らかになってはいないが，米国での後方視的研究では，入院患者の約15％に診断エラーが生じていたと報告されている[2]。この数値は，患者の変化を観察しやすく，外来に比べて時間的制約が少ない入院医療の場での頻度であることに注目したい。このため，外来診療，とりわけ疾患のより未分化な段階への対応が求められるプライマリ・ケアの場は，より診

断エラーが発生しやすいのではないかと推測される。

診断エラーを生じさせる要因

　診断の誤りが生じた場合，その要因として自身の知識や技術の不足を真っ先に考えるのではないだろうか？　前述の診断エラー頻度に関する報告[2]では，さらにその発生要因が分析されている。100人の患者に生じた592件の診断エラーのうち，その多くは認知・心理的要因に起因するエラー（320件）とシステム要因に起因するエラー（228件），および両者の重複であり，知識・技術の不足はわずか11件にとどまっていた。不正確な知識や不適切な情報収集は臨床経験の蓄積により減少する可能性がある一方で，得られたデータの統合・解釈の誤りは臨床経験とは独立していると考えられている。すなわち，知識や技術の習得だけでは診断エラーを防ぐことは困難なのである。

❶状況・情報収集・情報統合──診断エラーに陥る3要因

　認知・心理的要因やシステム要因を含む，診断エラーの代表的要因を3つに分類して図1[3]に示した。1つ目の状況要因は，疲労蓄積に代表される，医師を取り巻いている判断を誤らせるような環境要因と，医師個人の性格や，患者に対して抱く感情に起因する要因から成っている。次に，情報収集要因は，医療面接，身体診察，検査および入手した情報源や情報提示のされ方などによるものが含まれている。臨床経験を積むことにより短時間で適切な医療面接や身体診察ができるようになるが，その反面，思考の近道（ヒューリスティクス）を多用することで必要十分な情報収集を怠ってしまう懸念もある。最後の情報統合要因は，推論プロセス全体に深く入り込み，思考を容易に誤らせてしまう認知反応傾向が複数挙げられている。ほとんどの場合，情報統合は無意識的に行われるため，意識的に思考を監視しなければこれらの要因に気がつくことすら難しい。

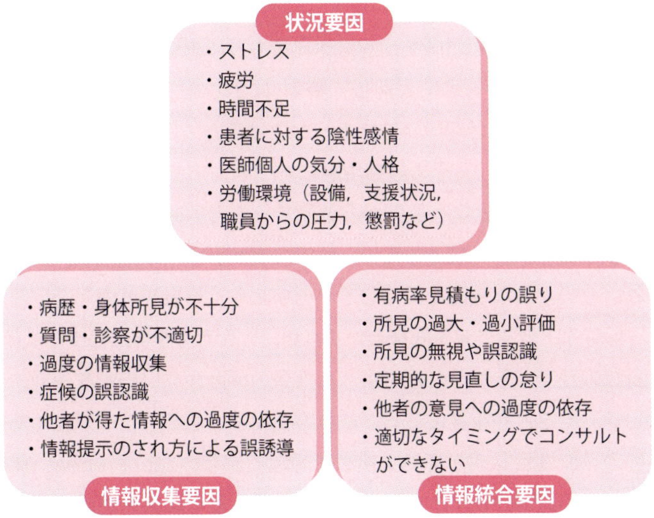

図1 診断エラーの要因

状況要因
- ストレス
- 疲労
- 時間不足
- 患者に対する陰性感情
- 医師個人の気分・人格
- 労働環境（設備，支援状況，職員からの圧力，懲罰など）

情報収集要因
- 病歴・身体所見が不十分
- 質問・診察が不適切
- 過度の情報収集
- 症候の誤認識
- 他者が得た情報への過度の依存
- 情報提示のされ方による誤誘導

情報統合要因
- 有病率見積もりの誤り
- 所見の過大・過小評価
- 所見の無視や誤認識
- 定期的な見直しの怠り
- 他者の意見への過度の依存
- 適切なタイミングでコンサルトができない

文献3）より作成

1人の患者に発生した診断エラーに対して，これらの状況，情報収集および情報統合の各要因が複数存在し，かつ複雑に関係している。このため，どのような要因が関わってエラーを生じさせたのかを振り返ることが必要である。

❷思考を惑わす認知・心理的要因―認知反応傾向

我々は日常のほとんどの時間を無意識的に過ごしており，診療現場においても，この無意識的な思考である「**直観的思考**」を常に用いている。多くの場合は直観的思考でうまくいくものの，思考の近道をとろうとするあまり歪みを生じやすく，診断が思わぬ方向に進んでしまうことも少なくない。このように，思考に影響を与えるバイアスやヒューリスティクスは**認知反応傾向**（cognitive disposition to respond）と呼ばれており[4]，名称がついているものだけでも100以上

あると言われている。

代表的な認知反応傾向を，有病率見積もりに影響するものと推論プロセスに影響するものに大別して**表2**[4]に示した。前者の1例としてbase-rate neglect（頻度の無視）を取り上げると，これは疫学的な頻度の高さのみならず，「その診療現場において対応することが多い疾患からまず考える」という原則から逸脱するものである。このため，季節や診療している地域とともに，診療の場が診療所か病院か，病院であればどのような機能を果たしている病院か，患者を診察しているのは一般外来・救急外来・病棟のいずれか，そして時間帯は日中か夜間・休日なのかで，それぞれどのような疾患の頻度が高いのかを事前に想定しておくことが重要になる。これと相反するものとして，よくある疾患のみに注目しすぎて稀な疾患を想起できないzebra retreat（稀少疾患からの退却）も存在するため，バランス良く疾患を想起できることの重要性を認識したい。

後者の推論プロセスに影響を及ぼす認知反応傾向の中で，最も強力かつ排除困難と言われているのが早期閉鎖である。想起した疾患に合致する情報が特異的であればあるほど，他の可能性を考えずに突き進んでしまいがちであり，いったん診断への勢いがついてしまうと，あとから得られた情報に盲目的になってしまう傾向を我々は持っている。いかにしてこの勢いを制御するかが，診断エラーを回避する重要な鍵と言える。

どのように対策するか？

「どのようにすれば診断エラーを回避できるのだろうか？」というシンプルな問いに対する答えは，必ずしも単純ではない。結論から言えば，これまで述べた通り診断エラーをもたらす要因は多岐にわたるため，これらすべてに対して対応可能な「魔法の弾丸」は残念ながら存

表2　情報統合の誤りを引き起こす代表的な認知反応傾向

名称	概要	具体例
【有病率の見積もりに影響】		
代表性による拘束	患者のプレゼンテーションが自分の考える疾患イメージと類似しているかどうかで判断する	発熱と関節痛で受診し、頬部がほんのり赤い若年女性は、全身性エリテマトーデスに見える
base-rate neglect（頻度の無視）	疾患頻度を無視して事前確率を過大・過小評価する（代表性による拘束が影響）	若い女性の発熱で、全身性エリテマトーデスをまず挙げる（同疾患の有病率は10万人当たり6.6～8.5人）
賭博者の誤謬	同じことが続いたときに、次は続かないだろうと考える	救急外来で3例続けて虫垂炎を診たあと、「次の腹痛患者には虫垂炎はないだろう」と考える
【推論プロセスに影響】		
利用可能性	心に浮かびやすいことや、最近経験したことを考えやすくなる	感染性胃腸炎が流行している時期のノロ、ノロ、ノロ。次の腹痛患者もノロの胃腸炎と考える
アンカリング（投錨）	診断プロセスのごく早期に現症の特殊な点に固執してしまう	患者の主訴が「胃が痛い」だと、胃炎や胃潰瘍という胃の疾患に考えを固めてしまう
確証バイアス	診断仮説を支持するような根拠を探そうとし、支持しない根拠は無視しようとする	「胃潰瘍」と考えると潰瘍のリスクファクターを入念に聴き、心窩部圧痛がなくても「矛盾しない」とする
早期閉鎖	一度診断がつけられると思考停止に陥る（診断エラーを引き起こす最も強力なバイアス）	「これに違いない」と考えると、他の質問や診察を行わずに診察を終えようとする

文献4）より作成

在しない。このため，複数の対処戦略を組み合わせていくことが必要になる（**表3**）[5]。

❶思考に影響を及ぼす要因への理解

　我々人間は，感情を持つがゆえに情緒的・認知的に患者へ共感することができる一方で，コンピューターのように完璧に論理的・合理的な思考をすることはできない。したがって，患者に対する陰性・陽性両方の感情や数々のバイアスにより，我々の思考は簡単に歪められてしまうものだと認識することが前提として必要である。加えて，自身の思考を第三者的に監視するメタ認知力を養うことで，スピードが上昇する思考局面において客観的判断を下し，意図的にブレーキをかけることができるようになる。

❷診断仮説を常に検証する姿勢

　いったん動き始めた思考プロセスを制止することは容易ではない。そのため，「なぜそう考えるのか？」と「想起した疾患に合わない点

表3　診断エラーを防ぐための具体策

思考に影響を及ぼす要因への理解	バイアスへの対処戦略の装備
・バイアスが推論プロセスに与える影響を知る ・患者に対する陰性・陽性感情の影響を知る	・医療面接・身体診察を重視する ・系統的アプローチを用いて鑑別診断を考える ・時に稀な疾患も考慮する ・確率論的に考え早期閉鎖を避ける ・考えられる「最悪の医療シナリオ」を除外する ・あえて思考のスピードを落とす ・診断過程でひと呼吸置く
診断仮説を常に検証する姿勢	
・自分自身に「なぜ？」と問う ・診断仮説に合わないデータを探す	
エラーからの学びを活かす	
・自身の失敗を認め，失敗から学ぶ	

文献5）より作成

は？」という2つの重要な質問を常に自身に問いかけるようにしたい。この2つの質問は，直観的思考から分析的思考に切り替えるためのスイッチである。あまりにも早く診断にたどり着きそうなときほど，この質問を用いて診断過程を振り返るようにしたい。

❸バイアスへの対処戦略の装備

個々のバイアスに対しては，先人たちの長年にわたる努力により対処戦略が生み出されている。たとえば，鑑別診断はよくある疾患以外の稀な疾患までも考慮させる強制機能として働き，Bayesの定理を用いた確率論的思考は他疾患がいまだ除外しきれないことを認識させて，早期閉鎖を防ぐ役割を果たしている。このように自身に複数の戦略を装備することで，バイアスが入り込む隙間を減少させ，仮に入り込んだとしても効果的に排除することができる。

❹エラーからの学びを活かす

"To err is human（人は誰でも間違える）"と言われている通り，これまで述べた数々の対処法を講じたとしても，残念ながら診断エラーを完全にゼロにすることは困難である。このため，診断エラーが発生したことを自身のみならず全体で共有し，診療プロセス全体を振り返って要因を分析し，改善策を考え，次に向かって行動していくことが重要である。

❺システムへのアプローチ

これまでに述べた対策の多くは，情報収集や情報統合という各個人に由来する要因が中心であった。しかし，エラーを引き起こしやすいシステムを組織的に改善するという状況要因への介入は，容易ではないものの実現できれば非常に大きい効果がある。具体例としては，当直明けの注意力はビール大瓶2本程度を飲んだあとと同様であるという報告を鑑みてシフト制勤務を導入することや，診断への焦りが生じやすい未診察の外来患者が増えた場合に，外来ヘルプ係を持ち回りで行うことなどが挙げられる。

おわりに

　診断エラーは決して対岸の火事ではなく，我々の周りに日常的に存在するものである。様々な対処戦略を駆使し，自身の診療を省察しながら，診断プロセスを向上させる努力を生涯にわたって継続していくことが求められている。

文献

1) Norman G:Adv Health Sci Educ Theory Pract. 2009;14 Suppl 1:37-49.
2) Graber ML, et al:Arch Intern Med. 2005;165(13):1493-9.
3) Bordage G:Acad Med. 1999;74(10 Suppl):S138-43.
4) Croskerry P:Acad Emerg Med. 2002;9(11):1184-204.
5) Trowbridge RL:Med Teach. 2008;30(5):496-500.

part 1　しくじりの背景とこれからの対策

ポリファーマシー

宮田靖志　愛知医科大学医学教育センター

××××××××××××××××××××××××××××

しくじらないための基本的な考え方

　ポリファーマシー（polypharmacy）対策でしくじらないためには，"ポリファーマシー対策＝単なる減薬"ではない，ということを肝に銘じておく必要がある。不必要に多くの処方が行われている場合に減薬を考えることは重要であるが，処方薬の数が少ない場合でも介入を必要とする場合は多い。ポリファーマシー対策の基本はあくまでも，処方の適正化である[1]。これによって患者が意図通りに処方薬を服用し，長期健康問題，マルチモビディティ（multimorbidity）をマネジメントできることが最終目標である。

　単に危険な薬のリストを知っていることだけでは，処方の適正化を達成することはできない。ポリファーマシー対策には，患者中心性，意思決定の共有，価値観に基づく医療，多職種連携，地域連携など，医療専門職の多様かつ高度な能力が求められ，総合診療医にとっては非常にやりがいのあるタスクである。

●ポリファーマシー対策の重要な2つのテーマ
① 適切に処方し，不適切な多剤併用とならないようにすること
② 既に不適切な多剤併用となっているケースに対し，減薬を含めた薬剤調整をすること

処方薬の数だけに焦点を当てることでのしくじり

　単に薬が多いことをポリファーマシーと考えるとしくじりにつながる。疫学研究のためには，4剤，5剤以上の服用をポリファーマシーと定義することがあるが，それより少数であっても，患者にとっては不必要であったり，または不利益が生じる可能性があったりする場合は，ポリファーマシーと考えるべきである。

　たとえば，健康な若年者の急性上気道炎に抗菌薬，胃薬，気管支拡張薬などが処方されている場合はポリファーマシーである。つまり，臨床的に必要とされている以上に処方されている場合（不適切処方）は，すべてポリファーマシーと考えなければならない。薬の数自体は潜在的問題の臨床的評価には役立たない[2]。**表1**[2]を参考にして，ポリファーマシー対策を考える必要のある患者をピックアップするのがよいだろう。

表1　薬の使用によって危険性のある患者

◆**定期的に10剤以上使用している患者**
◆**定期的に4～9剤使用し，**
- 不適切処方の可能性のある薬を少なくとも1剤以上服用している
- よく知られている薬物間相互作用の危険性がある：臨床的禁忌がある
- アドヒアランスの問題を含む，服薬に関する困難さがある
- カルテに診断の記載がない，または1つのメジャーな診断しかない（複数の病態がないのに多剤使用の可能性がある）
- 終末期ケア，緩和ケアを受けている

文献2）より作成

不適切処方のしくじりに至る要因：
知っておくべき3つの背景

　ポリファーマシーに至る要因として，EBMの興隆（誤用），多疾患併存，寿命延長，増加する治療法を年齢に無関係に適用，患者と家族の治療への期待の増大などが挙げられる[3]。

　処方は，処方医，患者，環境の要因が複雑に絡み合って生じている（**表2**）。よって，医師に対する処方教育のみではポリファーマシー対策はしくじりに終わる。しくじり回避のためには，常にこれら3つの要因を考慮するようにし，患者啓発，患者・多職種との良好なコミュニケーション構築，薬以外での症状緩和の検討など，様々な角度からの包括的なアプローチを講じる必要がある。

特に注意すべき不適切処方のしくじりに至る要因

❶マルチモビディティとガイドライン

　マルチモビディティ（☞P.23）は患者安全問題の高リスク群であり，ポリファーマシーはその大きな原因のひとつとなっている[4]。すべての症状，病態，疾患を薬で治療しようと考えればポリファーマシーになってしまう。患者マネジメントを薬での治療だけで考えないようにすべきである。「患者の全般的なQOLのためには何を優先すべきなのか」を考えなければならない。

　ガイドラインは，将来発生するイベントの予防目的に使用するものである。イベント予防は，単一の疾患の予防を対象としている。よって，マルチモビディティの状況にはそのまま適用できるものではない。また，複数のガイドラインを複数の疾患を持つ患者に適用しても，適用した分の効果が得られることはない（the law of diminishing returns：収穫逓減の法則）[5]。ガイドラインに記載されている処方薬の推奨を，

表2 薬が増える要因

①処方医の要因

- すべての症状に薬を処方
- 製薬企業との不適切な関係
- 過度な薬剤情報の無批判受容
- 新薬を使用したいという欲求（時代に遅れるという想い）
- 疾患治療を薬剤だけに頼る傾向
- 新薬は効果があるという思い込み
- 疾患の治療だけを念頭に置いた診療（患者のQOLを考えない）
- ガイドラインを遵守することだけに焦点を当てた診療
- 薬の副作用を別の薬で治療しようとする誤り
- 薬を処方することで診療を終了させようとする意図

②患者側の要因

- 医師への遠慮（「いらない」と言えない）
- 複数疾患の合併
- 薬剤服用による安心感
- 薬剤への不適切な期待（誤った知識）
- マスメディアからの影響
- 薬剤が効くと思い込むこと
- 疾患を薬で治療することへの過度な期待

③環境・周囲の要因

- 製薬企業の宣伝
- 保険制度（診療報酬制度）
- 適切な処方に関する医学教育の欠如
- 適切な処方を検討するための診療時間の欠如（医療専門職者が多忙すぎる）
- 医師と薬剤師の不十分なコミュニケーション（権威勾配）
- 医師同士，医師と薬剤師，医師と患者，医師と介護者の良好ではない関係

マルチモビディティの患者に適用することのリスクと利益を十分に考える必要性があり，まずは，ケアと治療に関する患者の選好について話し合うべきである[1]。

ガイドラインで引用されている研究の約2/3（62％）は<mark>プライマリ・ケア患者への妥当性が不明</mark>[6]だということも，総合診療医がガイドラインを適用する際に慎重であるべきことを支持する。ガイドラインはあくまでも"ガイド"するものであり，"線路"ではない[5]。そこから外

れても決して脱線して事故に至るわけではない。ガイドラインを無批判に受け入れて適用してはいけない。個々の患者の状況に対する適切な意思決定をすることが，医療者の請け負うべき責任であることを強く自覚すべきである[1]。

❷製薬企業の影響

基本的に，製薬企業の目的には，健康を増進する製品をつくることとともに，株主への経済的配当を確保することがある[7]。後者が優先された場合，患者にとっては真には有益ではない可能性のある薬が，あたかも利益があるかのごとく我々医療者に情報提供されることがある。それを無批判に受け入れてしまうと不適切な処方につながる。著名な研究者や臨床家（キー・オピニオン・リーダー）が，我々に影響を与える情報提供者となっている場合もある。"キー・オピニオン・リーダーは，真のエキスパートか，それとも変装した製薬企業人なのか"[8]との痛烈な批判があるが，このことを頭のどこかに留めておくことは，不適切処方への抑止力になるかもしれない。

また，薬の適用を広げるために，これまで病気とは考えられていなかったものを新たに病気としてとらえ，薬の使用を増やすことにつなげることがある。これは病気の売り歩き（disease mongering）と批判されている[9]。健康志向が強い現在，患者の状態を不必要に"病気"とラベリングして薬を処方するようなことが行われていないか，自分もその流れに乗っていないか，慎重さを失わないようにしなければならない。

ポリファーマシーとなっている場合の患者中心の7ステップ

図1に，既にポリファーマシーとなっている場合の，しくじらないための患者中心の7ステップ[10]を示す。

患者の半数は，処方された通りに服用していないと言われている[10]。

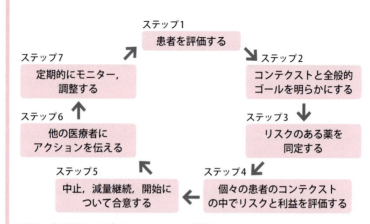

図1　患者中心のポリファーマシー対策　　　　　　　　　　文献10）より作成

患者が医師の思い通りに処方薬を服用している，とは決して考えてはいけない[2]。患者が処方薬を指示通りに服用しないことには，2つのパターンがある。1つは，内服したくないことであり（意図的な非アドヒアランス），もう1つは，内服することに対する問題を抱えている（たとえば，飲み忘れなど）ことである（無作為の非アドヒアランス）[11]。

①**ステップ1**：指示通りに内服できないことを把握するためには，患者が処方薬について何か困っていることがないか尋ねること，これがポリファーマシー対策の最初の一歩であり，かつ最も基本的な取り組みである。ステップ1がこれに当たる。そして，これからどのように処方薬の開始，中止，整理を始めるのかについても，患者，家族としっかりと話し合う。そのためには**表3**のように進めていくのがよい[12]。

②**ステップ2**：患者の機能，生命予後，脆弱性を検討し，処方薬が患者の全般的な健康ゴールに良い影響を与えているかを検討する。このためには，患者の生活歴を含めた全人的な情報を得る必要があり，これは，患者と継続的に良好な関係を構築している総合診療医の腕

表3 患者中心のポリファーマシー対策：ステップ1

- どの薬が患者や介護者にとって問題となっているか，どんな問題があるか，患者・家族は薬について何を話し合い／見直したいと思っているのか，を明らかにする
- 内服の状況を明らかにする。内服が日常生活にどう組み込まれているのか確認する
- 薬の見直しで何をしてほしいか患者に尋ねる
- 患者と介護者から機能的障害の状況の情報を得る
- 何をどう服用しているかをはっきりさせるために薬剤内服リストを作成する

文献12）より作成

のみせどころである。

③**ステップ3**：正確な服薬リストを作成して，不適切処方の可能性がある薬を同定し，エビデンス，患者の考えに照らして，すべての薬を考え直す。「高齢者の安全な薬物療法ガイドライン」[13]など，現在，多くの有用なツールが利用可能であり，これらを参照することがこのステップの手助けになる。しかしながら，留意すべきは，しくじりのポリファーマシー対策の多くは，このステップのみに重点を置きすぎることである。

④**ステップ4**：患者の考える優先順位，臨床的優先順位をもとに，ステップ3で同定した薬を中止するのか継続するのか決定する。このステップでは医学的な優先順位ばかりではなく，むしろ，患者の価値観を十分に考慮しての優先順位づけが必要となる。

⑤**ステップ5**：患者，処方医と今後のアクションについて合意を得る。患者が理解，納得して薬の中止を行わないとポリファーマシー対策は上手くいかないのはもちろんであるが，他の医師が処方した薬に何らかの介入をする場合には，患者および処方医とよりいっそう十分なコミュニケーションをとる必要がある。多くの場合，他の医師の処方に介入するのは気が引けるものであるが，患者のために必要

と判断したのであれば，介入の根拠，患者との合意事項，今後のモニタリング方法を記載したサマリーを処方医に提供し，また，そのコピーを患者にわたすなど，ていねいな方法でこのステップを実施すべきである。

⑥ **ステップ6**：ステップ5で作成したサマリーを，調剤薬局薬剤師，介護職員，在宅ケア職員，ホスピス医師など，すべての関係者に提供して，ポリファーマシーへの対応のサポートを得る。外来診察時や入院中に薬を減らしても，日常生活に戻った患者が様々な医療機関を受診し，薬がまた増えている，ということはよく経験する。患者に関わるすべての人の協力が得られるような努力と工夫が必要である。

⑦ **ステップ7**：薬の中止，減量後の状況を，関係者が連携し責任を持ってモニターする。誰がいつ患者の薬をモニターする責任を持つのか，これを明確にしておく必要がある。患者がいくつかの医療機関を受診して内服薬に変更があった場合には，関係者全員がその情報を共有できるようにしておく。このためには，かかりつけ医，かかりつけ薬局が十分に連携して機能する必要があるだろう。そのような機能を活用していない患者に遭遇することも多い。その場合には，介護担当者がその役割を担うなどの代替策も必要であろう。もし自分がその患者のかかりつけ医ではなく，たまたま出会った患者であったとしても，ポリファーマシー対策の責任の所在を患者と一緒になって明確にしておくことは，総合診療医の仕事と考えてもよいのではないだろうか。

しくじらないための意思決定共有

インフォームド・シェアード・ディシジョン・メイキング[14]という言葉がよく聞かれるようになってきた。「患者が十分な情報を受け取

り，それをしっかり理解して，治療方針の決定を医療者とともに考え，両者が合意して治療を進める」という考え方である。ポリファーマシー対策においては，このことが最も重要であり，患者中心のポリファーマシー対策のステップ4，5はまさにこれに当たる。

　臨床家の専門知識には，診断，疾患の原因，予後，治療方法，結果の確率があり，一方で，患者には自分の病の体験，社会的状況，危険性に対する態度，価値観，好みに関する専門知識がある[15]。意思決定のための臨床家と患者の専門知識には違いがあるが，両方とも同じように重要であり，両者が十分に専門知識を出し合い，十分に話し合った上で方針を決定することが，両者にとって最も良い結果につながる。医療者の物語と患者の物語から情報が集められ，その情報を両者が共有し，ゴール設定とアクションプランが提案され，最終的に療養のプランが合意され共有されるというプロセスを経る[15]ことがポリファーマシー対策に限らず，すべての医療実践において重要である（**表4，5**）[16]。

表4　インフォームド・シェアード・ディシジョン・メイキングのための医療者の能力

①患者とのパートナーシップ
②情報に関する患者の意向の確認
③意思決定に関する患者の役割の意向確認：医療の不確実性の確認
④患者の考え，心配，期待の確認
⑤患者の選択肢とエビデンスの吟味
⑥エビデンス提示と患者の熟考の支援
⑦患者とともに決定：患者との対立解消
⑧決断の合意とフォローアップの準備

文献16）より作成

表5 インフォームド・シェアード・ディシジョン・メイキングの際に心得ておくべきこと

- 患者の考えは不動ではない
- 患者は初めから考えを持っているわけではない
- 情報を吟味したり意思決定したりするプロセスの中で考えを固めていく
- 両者の意思が共有されないときは，両者が合意できるように，行きつ戻りつしながらのコミュニケーションをはかる

文献16）より作成

意思決定の共有にしくじらないための価値観に基づく医療（value-based medicine：VBM）

　医療者の物語をEBMとするなら，患者の物語は「価値観に基づく医療」と言ってもよいかもしれない。本来は，EBMの本質的な部分には，個々の患者のニーズ，選好，価値観を考慮して患者ケアの意思決定をすることが含まれるので，両者は重なりが大きいはずである。しかしながら，EBMと言いながら，しばしば医療者はエビデンスばかりを優先しがちである（EBMの誤用）。価値観に基づく医療とは，複雑で時には相反する価値観がうごめく中で，患者の意思決定をサポートする医療である[17]。

　プライマリ・ケアの臨床では価値観の多様性が非常に高いため，VBMは特に重要である[17]。しかし，価値観が表明されないままであったり，多様性に富んでいたりするため，それを十分にくみとって診療することにはしばしば困難を伴う。VBMのためには，価値観を同定，交渉するためのスキルを磨く必要がある。そのためには，**表6**[17]に示すような様々な価値を認識して患者とコミュニケーションをとらなければならない。特に，**表6**[17]の④～⑥であるプロセス自体に価値があることを理解しておくことが重要である。患者とともに話し合いを繰

表6　価値とは

①個人的現実的価値
②社会的，文化的，人種的，グループの価値
③学術的，科学的，理論的価値
④価値を割り当てるプロセス
⑤選択する，拾い上げるプロセス
⑥優先順位をつけるプロセス

文献17）より作成

り返して納得のいく価値を見出していくプロセス自体に価値があるということである。このようなプロセスで患者と医療者が協同することは，ポリファーマシー対策のみならず，医療全般の良い結果につながるはずである。

文献

1) NICE guideline:Medicines optimisation:the safe and effective use of medicines to enable the best possible outcomes.
   [https://www.nice.org.uk/guidance/ng5/resources/medicines-optimisation-thesafe-and-effective-use-of-medicines-to-enable-the-best-possible-outcomespdf-51041805253]
2) The King's Fund:Polypharmacy and medicines optimization.Making it safe and sound.
   [https://www.kingsfund.org.uk/sites/default/files/field/field_publication_file/polypharmacy-and-medicines-optimisation-kingsfund-nov13.pdf]
3) NHS Specialist Pharmacy Service:A patient centred approach to polypharmacy.
   [https://www.sps.nhs.uk/wp-content/uploads/2014/12/Polypharmacy-resource-updated-for-new-website-16-Aug-2016-from-02072015-NB-LO-KS-including-patient-centred-approach-to-polypharmacy-formerly-seven-steps_Sam-Edited_final-1.pdf]
4) WHO:Multimoribidity.Technical Series on Safer Primary Care.
   [http://apps.who.int/iris/bitstream/10665/252275/1/9789241511650-eng.pdf]
5) NICE:Multimorbidity and polypharmacy.
   [https://www.nice.org.uk/advice/ktt18]
6) Steel N, et al:J Clin Epidemiol. 2014;67(11):1251-7.
7) Lo B:N Engl J Med. 2010;362(8):669-71.

8) Moynihan R:BMJ. 2008;336(7658):1402-3.
9) Moynihan R, et al:BMJ. 2002;324(7342):886-91.
10) NHS Specialist Pharmacy Service:A patient centered approach to polypharmacy:a process for practice.
    [http://wessexahsn.org.uk/img/projects/Patient%20Centred%20Approach%20to%20Polypharmacy%20(summary%20formerly%20seven%20steps)_July%202015%20Vs%202%20(NB)%20(LO)%20(KS).pdf]
11) Pretorius RW, et al:Am Fam Physician. 2013;87(5):331-6.
12) Barnett NL, et al:Eur J Hosp Pharm. 2016;23:113-7.
13) 日本老年医学会 日本医療研究開発機構研究費・高齢者の薬物治療の安全性に関する研究研究班, 編:高齢者の安全な薬物療法ガイドライン2015. メジカルビュー社, 2015.
14) The King's Fund:MAKING SHARED DECISION-MAKING A REALITY. No decision about me,without me.
    [https://www.kingsfund.org.uk/sites/default/files/Making-shared-decision-making-a-reality-paper-Angela-Coulter-Alf-Collins-July-2011_0.pdf]
15) NHS England:Personalised care and support planning handbook:The journey to person-centred care.Supplementary information on practical delivery.
    [https://www.england.nhs.uk/wp-content/uploads/2016/04/practcl-del-care-support-planning.pdf]
16) Towle A, et al:BMJ. 1999;319(7212):766-71.
17) Petrova M, et al:Br J Gen Pract. 2006;56(530):703-9.

part 1　しくじりの背景とこれからの対策

マルチモビディティ

樋口智也　三島共立病院

佐藤健太　勤医協札幌病院

 主治医が存在せずポリファーマシーな高齢者

　慢性心不全，慢性腎臓病，2型糖尿病，脂質異常症，COPDで2カ月ごとに定期通院している87歳，男性。主治医は固定せず毎回違う医師の診察を受けている。うつ病で心療内科，変形性膝関節症と骨粗鬆症で整形外科にも通院している。2週間前に同居している妻が大腿骨を骨折し入院した。

　1週間前に息切れと下腿浮腫が出現し臨時受診し，利尿薬を追加されたが症状改善せず，近所に住む娘と一緒に再受診した。娘より，「薬がたくさん余っていたのですが，どうしたらよいでしょうか」と相談を受けた。

●**処方内容**：循環器系薬剤4種類，血糖降下薬2種類，その他，心療内科・整形外科より処方あり（詳細不明）

マルチモビディティの疫学

　マルチモビディティ（multimorbidity）とは「**2つ以上の複数の慢性疾患が同時に存在する状態**」と定義される[1]，"多疾患併存状態"である。3つ以上の身体システムに影響する3つ以上の慢性疾患が同時に存在する場合を「**複雑なマルチモビディティ**」と言う[2]。

　プライマリ・ケアにおけるマルチモビディティの患者頻度は20〜

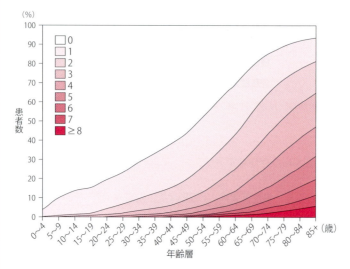

図1　年齢ごとの慢性疾患の数　　　　　　　　　　　　文献3)より引用

30％とされ，年齢とともに頻度が増加し，65歳以上の60％，85歳以上の82％がマルチモビディティである（**図1**）[3]。日本における疫学研究はないが，東京都の調査結果によると後期高齢者の64％が2種類以上の慢性疾患を治療している[4]。疾患の組み合わせとしては，

<mark>循環器・代謝疾患（高血圧・糖尿病・肥満・虚血性心疾患）＋変形性関節症</mark>

のパターンが最も多く，うつ病や不安障害などの精神疾患や疼痛性疾患を併存することも多い[5]。

　また，社会経済的状態の悪化（小児期の貧困，低所得，低学歴，低ヘルスリテラシー）もマルチモビディティの増加と関連しており，最も貧困な地域では10〜15歳早く生じる[3]。

　プライマリ・ケア医が複雑で困難と考える患者は，
①医学的複雑性が高い

②精神疾患が医学的問題を悪化させている
③社会経済的要因が医学的問題を悪化させている
④患者の行動と資質に問題がある
という4タイプに分類され[6]、①〜③はマルチモビディティが原因と言える。

しくじりの背景としてマルチモビディティは対応が難しい、プライマリ・ケアにおけるcommon problemであり、総合診療医は意識的に取り組んでいく必要がある。

マルチモビディティの問題点

マルチモビディティの状態はQOL低下、身体機能低下、救急受診や入院の増加、死亡率増加と関連している[7]〜[10]。

プライマリ・ケアにおける適切なマネジメントで入院を防ぎうる状態をACSCs（ambulatory care-sensitive conditions）と言うが、併存疾患の数が多くなるほどACSCsによる入院リスクが高くなり[11]、特に循環器疾患と呼吸器疾患ではさらにリスクが高くなる[12]。併存疾患が5つ以上になると、うつ病のリスクも40％と高くなる[13]。まとめると**表1**のような7つの問題点が挙げられる[14]。

本症例は多院通院しているが患者自身が処方内容を把握できておらず、ポリファーマシー（polypharmacy）となっていることが問題である。さらに数多くの身体疾患と精神疾患もあり、身体機能・QOL低下にも注意が必要な状態である。

マルチモビディティへの対応の原則

マルチモビディティへは疾患個別のアプローチでは副作用の問題や併存疾患への影響などが出るなどの問題で対応しきれず、異なったア

表1　マルチモビディティの問題点

継続性の問題	治療の分断	・プライマリ・ケア医と専門医など多院通院（polydoctor），連携が不十分
	医療機関利用の増加	・不必要な救急受診や入院のリスクが増加
治療の増加	ポリファーマシー	・薬物有害事象，潜在的な不適切処方，コンコーダンス※の問題のリスクが増加
	治療負担	・治療や生活習慣改善についての勉強および遵守が必要。頻回通院
心身への負の影響	身体機能低下	・75歳以上では併存疾患の数が増えると身体機能が低下しやすい ・腰痛・肥満・関節痛・視覚障害・心疾患・呼吸器疾患などの症候性疾患により活動が制限される
	精神的不安定	・不安障害とうつ病の増加や，認知機能低下により病気への対処ができなくなる ・貧困地域では精神疾患になりやすい
	QOL低下	・併存疾患の数が多いほど低下しやすい

※：患者が積極的に治療に参加して医療者と共同で治療を進めるという考え

文献14）より改変

プローチが必要となる。まず基本的な考え方を示していく。

❶ガイドライン通りにしない[14]

　疾患ごとのガイドラインは単一の疾患を対象にしたものであり，根拠となるランダム化比較試験では高齢者や複数の慢性疾患を持つ患者は除外されている。さらに，併存疾患のある患者での推奨はほとんどなく[15]，マルチモビディティの患者へ直接適用することは難しい。

　たとえば本症例でガイドラインを当てはめると，10〜20種類の薬剤が推奨され，9つの生活習慣改善，年間8〜10回の内科受診と8〜30回の精神科受診および禁煙支援や呼吸リハビリテーションが必要とされ[16]，複雑ですべてを実行するのは難しい。ある疾患に対する厳格な治療が他の疾患にとって有害となることもあり，優先順位をつけて介入することや治療の適応について臨床的に判断していくことが重要

である。
❷機能に注目する

　余力の少ない虚弱高齢者に対して、疾病のパラメータを介入する標準治療は、効果よりも副作用が出ることが多く、医師が適切に介入するほど患者予後やQOLが悪化するケースが多い。疾患への介入ではなく、心身機能に注目し理学療法や作業療法を行うと死亡率が低下し、自己効力感やQOLの向上を認めたという報告もあり[17)18)]、非薬物療法としてリハビリテーションを開始することも考慮すべきである。

❸定期的に薬剤を整理する

　介入が裏目に出ることが多い一方で、既に行われている介入を減らすことは予後改善に貢献することが多い。マルチモビディティではポリファーマシーになりやすいと言われており、実際、マルチモビディティの約20％、6つ以上の併存疾患があるとおよそ半数がポリファーマシーである[19)]。マルチモビディティかつポリファーマシーであると有害反応が起こりやすいが[20)]、必要な薬剤が投与されていないことも多い。

　これらのリスクを減らすために定期的に処方薬を評価し、予後改善に寄与しない薬や副作用を起こしている薬剤を適切に減らし、その上で必要な薬剤を慎重に開始することが重要である。その際にはSTOPP/START criteriaなどの評価基準を参考にするとよい。

　本症例では糖尿病治療による低血糖リスクがあると考えられ、他科からの処方が心臓や腎臓へ悪影響を及ぼしている可能性も否定できない。処方内容をすべて把握することが必要である。

❹継続性を重視する

　治療の分断が問題となるため、主治医を決める必要がある。75歳以上の患者のうち80％は特定の医師への通院を希望しており[21)]、継続的なケアを提供することで不必要な入院や外来受診を防ぐことができるため[22)23)]、患者満足度や予後の改善が期待できる。十分な診察時間を

確保したり，病態と処方を見直すための時間を持つことも重要である。

しかし，忙しい外来の中では難しいため，すべての患者ではなく「複雑なマルチモビディティ」に絞って主治医制にする，年に1回処方整理のために2枠予約にするといった工夫も可能である。複雑なマルチモビディティ症例をカルテから機械的にピックアップする基準の例としては，①身体疾患とうつ病の併存，②10種類以上の処方，③在宅患者・施設入居者などが該当する。その対象となる患者を見落とさないために看護師問診など多職種チームでの介入や電子カルテシステム構築をしてスクリーニングしていくことも有用だろう。

本症例では多臓器にわたる疾患があり，複雑なマルチモビディティであるが主治医が定まっていない。主治医を決めて関わっていれば今回のような受診を抑制できたかもしれない。

実際の診療の流れ

上記の通りガイドライン通りの診療ではうまくいかないため，疾患ごとではなく患者全体としてアウトカムの改善を考える必要がある。生命予後や機能予後など何を重視するかは患者ごとに異なるため，患者の意向や価値観をふまえた上で患者と相談しながら治療目標を決めていく。

患者経験（patient experience）も重要な要素であり，いずれをも達成するために患者中心のケアやSDM（shared decision making）を行っていくことがよいとされる[24]。実際の診療の流れを5つの領域にわけて説明する[25]。

❶患者の意向を引き出す

マルチモビディティの患者は「疾患個別のアウトカム」から「全般的な健康アウトカム」へ関心が移り，余命延長よりQOL向上を重視することが多いため，血圧や血糖など疾患固有の指標（disease oriented evidence：DOE)の改善ではなく,死亡率や症状,QOLなどの**患者にとって重要な転帰(patient oriented evidence that matters：POEMs)**を改善することを目標にしていく。

そのため治療方針を決める前にまず「患者が重視する転帰」,すなわち患者の意向や価値観を探ることが必要である。「困っていることは何ですか?」「相談したいことは何ですか?」などと聞くことで,優先的に介入したほうがよい患者や家族が心配していることや期待していることを把握することができる。それをふまえて現在の治療内容,治療負担,アドヒアランスを確認する。また,治療による利益と害について十分な情報を伝えることも重要である。

❷エビデンスの適用

年齢や併存症からエビデンスを**患者に適用できるか**判断したり,エビデンスの**アウトカムがPOEMsであるか**を確認する。利益と害・負担のバランスや絶対リスク減少度・治療必要数についても検討する。利益が得られるまでの時間(time horizon to benefit)についても検討する。

余命が短い場合はtime horizon to benefitが長い介入は意味がないため差し控えたほうがよい。また,介入によって生じうる相互作用についても検討する必要がある。

❸予後を見積もる

患者の多くが高齢者であり,身体機能,QOL,余命などの予後を見積もることも重要である。予後が悪い場合はスクリーニング検査や治療が有益でなく,害や負担を増やすだけになりかねない。生命予後を予測する指標としては1年死亡率には**PROFUND index**[26]や**combined comorbidity score**[27],4年死亡率には**Leeらの予測スコア**[28]などが利用可能である。厚生労働省による**簡易生命表**[29]でも各年齢の平均余命を確認することができる。

❹実行可能性を評価する

予定した治療が複雑ではないか,実行可能かどうかを考慮する。治

療が複雑になると，アドヒアランス低下や転倒・認知機能低下などの副作用，QOL低下，経済的負担，介護負担の増加につながる恐れがある。特に高齢者で認知機能低下があると，服薬忘れが増えるなど薬剤の自己管理が難しくなる。そのため，薬カレンダーの使用や服用回数を1日1回にするといった工夫や，吸入薬や外用薬が使用できるか注意する必要がある。

❺最適な治療方針を決定する

患者と家族の意向，アウトカムの優先順位，治療の実行可能性を考慮して治療方針を話し合っていく。できるだけ患者の負担が少なく，QOLを向上させるような治療方針が好ましい。この意思決定プロセスに患者が加わることで，アドヒアランスが向上し，健康アウトカムを改善する可能性が高いと言われている。

新たな治療を開始するだけでなく，現在行っている薬剤を中止したり，リハビリや生活習慣の改善なども積極的に考慮すべきである。よく話し合った上で治療方針を決定し，決定に至った経緯を書面で残しておくとよい。治療方針を決定したあとでも，新たな病気の出現や病状の変化，周囲の環境の変化などによって患者の意向や優先順位が変わることもあり，定期的に再評価していく必要がある。

表2　マルチモビディティの診療の流れ

①現在の患者や家族の心配事と診察の目的を確認
②現在の治療プランをレビューもしくは特定の面に焦点を当てる
③治療への快適性とアドヒアランスの確認
④患者や家族の意向の確認
⑤介入の効果についてのエビデンスを検討
⑥予後を評価
⑦治療や疾患同士の相互作用
⑧有益性と有害性のバランス
⑨患者・家族と話し合って意思決定
⑩再評価（有益性，実行可能性，アドヒアランス，意向に沿っているか）

文献25）より作成

これらの手順をまとめると**表2**[25)]のようになる。

意識して見つけ取り組むことで手応えを感じる

　本項ではマルチモビディティの疫学・問題点・対応策について取り上げ，臨床現場に与える影響力の大きさを知って頂き，実臨床で対策を立てる参考にして頂けるよう具体的な方法を提示した。

　マルチモビディティは今回の症例のように日常的に遭遇する問題であるが，十分に認識されていないケースも多いと思われる。実際，筆者も今回の原稿執筆に際してエビデンスを調べ，多くの症例で反省点を感じたため，みなさんの<u>しくじりの原因となっている頻度も高い</u>と推察される。一方で患者の予後やQOLに与える影響は大きく，<u>意識して見つけ取り組むこと</u>で確実に患者の満足度や日常生活が改善する手応えを感じやすい問題とも考えている。

　本項の内容をもとに，まずはかかりつけ患者から「複雑なマルチモビディティを抱えた患者」を何名かピックアップし，原則通り対応して頂きたい。

症状改善と治療によるリスクの回避を優先し調整

　息切れと浮腫の持続があり，薬が余っていることが心配事としてあった。本人に服薬について聞くと，「以前は妻が薬を用意してくれていたが，今は忘れてしまうことが多い」と話し，アドヒアランス不良であることが判明した。他院からの処方と検査結果は以下の通りであった。

　意向を聞くと，「数カ月や数年の長生きよりも，息切れせずに穏やかに家で過ごしたい」と希望を述べられた。

●処方内容

フロセミド錠20mg 2錠分2, エナラプリル錠5mg 2錠分2, カルベジロール錠2.5mg 2錠分2, <u>メトホルミン錠500mg 2錠分2</u>, <u>グリメピリド錠1mg 1錠分1</u>, アトルバスタチン錠5mg 1錠分1

●他科処方

セルトラリン錠25mg 1錠分1, <u>ゾルピデム錠5mg 1錠就寝前</u>, <u>セレコキシブ錠100mg 2錠分2</u>, レバミピド錠100mg 3錠分3, L-アスパラギン酸Ca錠200mg 3錠分3, アレンドロン酸錠35mg 1錠週1回

※下線部はSTOPP criteriaに該当

●検査結果

Cre：1.7mg/dL, Ca：10.4 mg/dL, HbA1c：6.8％, Glu：100mg/dL, LDL-Chol：70mg/dL, EF：30％, 1秒率：65％, 改訂長谷川式簡易知能評価スケール：20/30点

　これまでは妻の介助があり問題視されていなかったが, 認知機能低下によって服薬管理が難しくなっていると考えられた。予後予測スコアなどから余命は2～3年と推測された。

　服薬は薬カレンダーを使用して1日1回ですむように考慮し, 他科からの処方も引き継いで調整するほうがよいと考えた。糖尿病の治療目標をHbA1c 8％前後に緩和し, 心不全, 腎障害, 高Ca血症があるためメトホルミン, グリメピリド, セレコキシブ, アレンドロン酸を含めた骨粗鬆症治療薬の中止を検討した。さらに予後を考慮してスタチンを中止, 慢性疼痛の対応も兼ねてSSRIからSNRIへの変更を検討した。

　本人と娘に, 「現在の症状改善と治療によるリスクの回避」を優先することを確認し上記のような調整を行った。訪問サービスによる服薬支援を提案したが本人が拒否したため, 娘に毎週カレンダーへ薬をセットするようお願いした。

●変更後の処方

フロセミド錠40mg 1錠分1, エナラプリル錠5mg 1錠分1, ビソプロロールフマル酸塩錠2.5mg 1錠分1, デュロキセチン塩酸塩カプセル20mg 1Cp分1, アセトアミノフェン錠200mg 1回2錠 (外出前), ゾルピデム5mg 1錠 (就寝前)

　1週間後の再診時には薬の飲み忘れもなく, 息切れと浮腫は消失していた。自宅で1人で過ごしていても, 苦痛症状で不安を感じることがなくなり, 日課である盆栽の手入れが毎日できるようになったと満足そうな笑顔だった。その後は主治医を固定して1カ月ごとに予約外来に通院してもらうことになった。

文献

1) Van den Akker M, et al:Eur J Gen Pract. 1996;2:65-70.
2) Collerton J, et al:Biomed Res Int. 2016;2016:8745670.
3) Barnett K, et al:Lancet. 2012;380(9836):37-43.
4) 東京都後期高齢者医療広域連合:東京都後期高齢者医療に係る医療費分析結果報告書.
   [http://www.tokyo-ikiiki.net/_res/projects/default_project/_page_/001/000/884/bunsekikekkahoukoku.pdf](2018年2月20日閲覧)
5) Violan C, et al:PLoS One. 2014;9(7):e102149.
6) Loeb DF, et al:Ann Fam Med. 2015;13(5):451-5.
7) Fortin M, et al:Ann Fam Med. 2006;4(5):417-22.
8) Fortin M, et al:Health Qual Life Outcomes. 2004;2:51.
9) Condelius A, et al:Arch Gerontol Geriatr. 2008;46(1):41-55.
10) Bayliss EA, et al:Health Qual Life Outcomes. 2004;2:47.
11) Wolff JL, et al:Arch Intern Med. 2002;162(20):2269-76.
12) Dantas I, et al:BMC Health Serv Res. 2016;16(a):348.
13) Gunn JM, et al:Soc Psychiatry Psychiatr Epidemiol. 2012;47(2):175-84.
14) Wallace E, et al:BMJ. 2015;350:h176.
15) Lugtenbarg M, et al:PLoS One. 2011;6(10):e25987.
16) Hughes LD, et al:Age Ageing. 2013;42(1):62-9.
17) Gitlin LN, et al:J Am Geriatr Soc. 2009;57(3):476-81.
18) Garvey J, et al:BMC Fam Pract. 2015;16:59.

19）Payne RA, et al:Eur J Clin Pharmacol. 2014;70(5):575-81.
20）Onder G, et al:Arch Intern Med. 2010;170(13):1142-8.
21）Aboulghate A, et al:Br J Gen Pract. 2012;62(601):e567-75.
22）Saultz JW, et al:Ann Fam Med. 2005;3(2):159-66.
23）Nyweide DJ, et al:JAMA Intern Med. 2013;173(20):1879-85.
24）Chi WC, et al:Ann Fam Med. 2017;15(6):546-51.
25）Guiding principles for the care of older adults with multimorbidity:an approach for clinicians:J Am Geriatr Soc. 2012;60(10):E1-E25.
26）Bernabeu-Wittel M, et al:J Gerontol A Biol Sci Med Sci. 2011;66(12):1393-4;author reply 1395-6.
27）Gagne JJ, et al:J Clin Epidemiol. 2011;64(7):749-59.
28）Lee SJ, et al:JAMA. 2006;295(7):801-8.
29）厚生労働省:平成28年簡易生命表の概況.
[http://www.mhlw.go.jp/toukei/saikin/hw/life/life16/index.html](2018年3月2日閲覧)

参考文献

▶ Stewart WM, et al:ABC of Multimorbidity. BMJ Books, 2014.
▶ Wallace E, et al:BMJ. 2015;350:h176.
▶ Muth C, et al:BMC Med. 2014;12:223.

part 1　しくじりの背景とこれからの対策

グループ診療

雨森正記　弓削メディカルクリニック

××××××××××××××××××××××××××××

医師の過重労働，ソロ診療もしくじりの要因

　しくじりを起こす背景には，システムの問題，コミュニケーション不足など，いろいろな要因があると言われている。

　そのうちのひとつとして医療者の過重労働も影響していることは間違いない。通常の気力・体力のある状態ならば起こさないようなしくじりが，患者数の多い外来や休息のとれない環境で起こることはありうる。また，多種多様な問題に対応しなければならない外来診療において，医師1人で対応しなければならないという環境も要因のひとつであると思われる。

　本項では，しくじりの背景にあると思われる医師の過重労働や，ソロ診療（医師1名での診療）への対策として考えられるグループ診療について考察する。

グループ診療を取り巻く状況

　医療の現場における医師の勤務状況が過重労働であることが注目され，ワーク・ライフ・バランスも考慮した働き方改革が導入され，医師の勤務時間が短縮される方向であることは間違いない。その一方で，わが国は超高齢社会に突入し，2025年問題に向けて在宅医療，在宅での看取り，地域包括医療の推進が必要とされ，診療報酬上も診療所には在宅療養支援診療所，地域包括診療料，地域包括加算，時間外加算

などの上乗せを行うことで24時間365日の対応が望まれている。

今後も,「医師個人の勤務時間を短縮しながら24時間対応せよ」という矛盾した圧力はさらに強くなると思われる。それでは,そういった圧力に対応するにはどうしたらよいだろうか。それに対応するためには,もはや医師1人で開業するというソロ診療では困難であり,複数の医師でのグループ診療を行っていかざるをえない状況になっていると考える。

わが国でもグループ診療を行うという考えは,なにも最近始まったわけではない。寺崎は2001年の調査で,「今後のあり方としてグループ診療を検討すべきである」と考えている開業医が半数以上であったと報告している[1]。その理由として,「医療内容の向上」「患者の信頼確保に必要」「厳しい経営環境下で効率的な運営をすることに有効」「休暇時の24時間対応」が挙げられていた。

当時から必要性が議論されていながら,法制度が未整備なことを理由にして遅々として進んでいなかった。筆者も1993年に初めて米国の家庭医の生活に触れて,グループ診療を行うことで自分の生活も楽しみながら診療している姿に大変感銘を受け,ぜひとも日本でも導入したいとは思っていた[2,3]。しかしながら,欧米型のグループ診療をわが国の医療制度の中でそのまま導入することは,各種の規制のため困難であった。そして当時は,わが国のロールモデルとなるようなグループ診療の形態がなかなか考えられず,前に進むことができなかった。

この15年間で,家庭医の養成が行われるようになったことがきっかけになり,グループ診療を取り巻く環境は変わりつつある。旧日本家庭医療学会が始めた家庭医療専門医研修の中に診療所研修が取り入れられ,その後,合併した日本プライマリ・ケア連合学会に引き継がれ,研修プログラムVer.2.0では総合診療専門研修Ⅰとなり,2018年に開始となった総合診療専門医の研修プログラムでも取り入れられた。こ

れは診療所で指導医とともに診療を行って学ぶ研修であり，診療所側から見れば必ずグループ診療（複数医師）体制になる。2017年現在，500名以上の家庭医療専門医が誕生しているが，彼ら彼女ら全員が複数医師体制の診療所・小病院での研修を経験しており，グループ診療の良さを実感している。その中から新たにグループ診療を起動させている若手医師も誕生してきており，これまでにはなかったわが国に適応した家庭医・総合診療医のグループ診療が各地で芽を出しているのは，誠に喜ばしい出来事である。

グループ診療の種類

ひと口にグループ診療といっても多岐にわたるが解釈されている。そのため，わが国では現在も他の種類のグループ診療が存在する。その種類についてはいろいろな分類があると思われるが，1つの医療機関内か，医療区画かで分類したものが**表1**である。1つの医療機関内で複数の医師体制というのが新しい形の家庭医・総合診療医のグループ診療になるが，わが国で伝統的である親子，兄弟姉妹など親族での開業もこの中に含まれると思われる。

従来，わが国でグループ診療という枠内でとらえられていたものに

表1　グループ診療の種類

①1つの医療機関内 （狭義のグループ診療）	・家庭医・総合診療医のグループ診療 ・親族（夫婦，兄弟姉妹，親子など）での開業 ・他科でのグループ診療 ・その他
②医療ビル，医療モール内	・他科での個別開業 ・その他
③その他	・在宅医療専門開業グループ ・その他

複数の診療所が同居した形の 医療ビル，何らかの区画内に複数の診療所が同居した 医療モール などがあり，それらは複数の診療所でも科目が重ならないという開業形態である。科目が重ならないため競合することは少ないが，互いの連携も薄くなり，次項で挙げるグループ診療の長所を得ることは少ない。

その他のグループ診療の形態としては，最近増えている 在宅医療に特化した専門診療所 が挙げられる。2025年に向けて在宅医療の24時間365日対応が必要となってくるが，医師1人での対応はとても困難であり，複数の医師の雇用で在宅医療を幅広く展開することが可能になるため，今後も増加するものと考えられる。

グループ診療の長所と短所

グループ診療の長所，短所について**表2**にまとめた。

表2　グループ診療の長所と短所

〈長所〉	〈短所〉
①孤立しにくい ・症例の診断・治療などの相談がしやすい ・診療の質の向上につなげやすい ②時間に余裕ができる ・ワーク・ライフ・バランスが確保できる ・在宅医療の対応など ③幅広い対応ができる ・より多くの患者の対応ができる ・より幅広い患者の対応ができる ④医療資源の共有ができる ・医療機器の共有 ・医療スタッフの共有	①責任の所在が不明確になりやすい ②患者個人との関係の継続がソロよりは薄くなる ③患者からの評価はソロのほうが高くなる傾向にある

❶長所

　長所としては、何より孤立しにくいということが挙げられる。筆者も診療所で10年間のソロ診療を経験したが、症例の相談ができずに悩む経験は多々あった。そのほとんどは問題なく過ぎ、ことなきをえていたが、中にはしくじりにつながる症例も少なからずあった。特に、外来で経験するというのは疾患は多岐にわたり、見たことのない疾患を診断し治療するというのはストレスのかかるものである。その際に、「それでよいだろう」「紹介が必要ではないか」とだけでもすぐに言ってもらえる環境があるというのは、非常にありがたいものである。

　次に、複数の医師がいることで時間のやり繰りが可能となる。互いに融通をきかせて休暇をとることも可能であるし、在宅医療では携帯電話の対応を当番制で行うことにより、夜間や休日の休息をとることもできる。これらは医師のワーク・ライフ・バランスを考える上でも非常に重要な長所である。

　また、家庭医・総合診療医でも1人ひとりの興味があること (special interest) は異なっており、その結果ソロ診療よりも幅広い疾患に対応することができる。同じ患者数であっても1人の患者当たりの診察時間にゆとりができるため、患者満足度が上がることも予想される。

❷短所

　その反面、短所としては、1人の患者を複数の医師でみることがあるため、責任の所在が不明瞭になることがある。また、患者個人との付き合いは、1人の医師がみるソロ診療のほうが深くなり、医師個人との関係の継続性という点での患者満足度はソロ診療のほうが高い傾向にあるという報告も存在する[4]。

家庭医・総合診療医のグループ診療

❶女性医師の増加

欧米では，家庭医・総合診療医はグループ診療を行うのがもはや当たり前になっている。特に女性家庭医の働き方では，グループ診療はなくてはならないものになっている。

澤は英国家庭医の現状報告で，1968年に10％だった女性GP（general practitioner）の割合が2014年には50％となり，1953年に43％だったソロ診療が，2012年にはわずか6％となったと報告している[4]。

わが国でも女性医師は増加しており，今後医師の働き方改革が進むことが考えられ，グループ診療に参入する医師は増加するものと考える。

❷総合診療専門医の養成

わが国の新しい流れとしての家庭医・総合診療医のグループ診療は，前述した家庭医の養成から発展してきた。

日本プライマリ・ケア連合学会の家庭医療後期研修では，総合診療専門研修Ⅰという診療所・小病院での6カ月以上の研修が必修とされており，2018年度から始まった総合診療専門研修制度でも同様の研修が行われることになっている。この研修の中では，診療所の指導医とともに外来，在宅医療，地域包括ケアを学ぶことになり，自然と診療所でのグループ診療を身につけられる。筆者の医院，プログラムでも，そのような形で専攻医の受け入れを行うことでグループ診療を発展させてきた。

今後，総合診療専門医の養成が活発になるにつれ，総合診療専門研修をもとにしたグループ診療は全国で広まるものと考えている。

❸若手医師の考え方

また，そのような診療所での研修を経て家庭医療専門医となった若手医師にとっては，「家庭医・総合診療医はグループ診療をするのが

当たり前」という考えになってきている。そのため，最初からグループ診療で開業したり，最初はソロ診療でも，その後グループ診療に移行することを念頭に置いて開業することが多くなっている。

グループ診療は新しい流れ

新しい流れである家庭医・総合診療医のグループ診療は，今後のわが国の医療体制になくてはならないものになると考えている。また，多くの人々にその存在を知ってもらい，広めてほしいと考えている。本書にて分担執筆している若手医師の中にも，そのような新しい形の家庭医・総合診療医のグループ診療をしている方も少なからずいる（**表3**）。家庭医・総合診療医のグループ診療に対して興味のある方は参考にして頂きたい。

表3　家庭医・総合診療医のグループ診療を行っている診療所

① 多摩ファミリークリニック
　http://www.tamafc.jp
② ありがとうみんなファミリークリニック平塚
　http://www.arigatou-minna.jp
③ 弓削メディカルクリニック
　http://www.yugemed.com
④ 北海道家庭医療学センター
　http://www.hcfm.jp
⑤ 岡山家庭医療センター
　https://www.smc-seifukai.or.jp/fpcokayama/
⑥ 亀田ファミリークリニック館山
　http://www.kameda.com/ja/kfct/index.html

文献

1) 寺崎　仁:グループ診療研. 2001;7(2):32-7.
2) 雨森正記:ジャミックジャーナル. 1994;14(2):58-9.
3) 佐野　潔:治療. 1993;75(12):2827-31.
4) 澤　憲明:英国GPが考える日本の保健医療システムの可能性(第8回新たな医療の在り方を踏まえた医師・看護師等の働き方ビジョン検討会資料).
[http://www.mhlw.go.jp/file/05-Shingikai-10801000-Iseikyoku-Soumuka/0000148838.pdf]（2018年1月21日閲覧）

part 1　しくじりの背景とこれからの対策

多職種連携

西村真紀　川崎セツルメント診療所

××××××××××××××××××××××××××

地域医療・福祉の現場での多職種連携

　2025年問題が間近にせまっている昨今，多疾患，フレイル，認知症，老老介護など，医師が自分の専門の病気をみて治すだけでは患者が地域で生活できない時代になってきている。地域で生活する患者を支えるためには医療と福祉の統合が欠かせない。患者に関わる専門職が多くなったため，多職種連携が大事であることは言うまでもない。連携がうまくいかないとどのような問題が起きるのか。また，それを防ぐためにはどのように連携をとっていけばよいのだろうか。

　本項では入院医療ではなく，多職種が多職場で働いている地域医療・福祉の現場での問題を取り上げ，診療所のかかりつけ医，在宅医の立場で多職種連携を考えたいと思う。

症例1　患者：89歳，女性

　アルツハイマー型認知症，老衰，寝たきり状態の患者。しだいに拘縮が進んできている。誤嚥性肺炎を繰り返し，2年前に胃瘻を造設して訪問診療が始まった。要介護5。意思の疎通はほとんどできない。夜中に騒ぐことがあり，訪問看護師の勧めで精神科にも通院している。
　65歳の息子，63歳の嫁と3人暮らし。主介護者は嫁。
- A診療所：月2回の訪問診療
- B訪問看護ステーション：週2回の訪問看護

- C訪問介護ステーション：週2回の入浴サービス
- D精神科クリニック：2カ月ごとに通院し薬を処方

● 経過

半年前にC訪問介護ステーションからの情報で臀部の褥瘡が発覚した。A診療所の指示のもと訪問看護にて湿潤療法を続けていたが、一進一退を繰り返し、嫁も困ってB訪問看護ステーションの訪問看護師に相談した。B訪問看護ステーションがよく知る皮膚科医を受診することになった。その後は皮膚科医の指示のもと褥瘡の処置が行われ、頻回に皮膚科を受診することになった。このため、A診療所の訪問診療では褥瘡のケアに関しては介入しづらくなった。

ある日の午後、訪問入浴の際に発熱があったため、ヘルパーが「肺炎かもしれないので往診してもらったほうがよい」と患者家族に伝え、家族からの電話連絡によりA診療所が臨時往診したところ、褥瘡からの感染が認められた。A診療所の在宅医は、皮膚科に連絡するように伝え往診を終えた。しかし、皮膚科は休診であったため家族は救急車を呼び、救急病院に入院となった。A診療所の在宅医は、救急病院からの連絡で診療情報提供を求められたが、皮膚科の治療経過がわからず、診療情報提供書の作成に困ってしまった。

読者のみなさんは、このケースのどこに違和感を持っただろうか。次のような問題がありそうである。

- 訪問診療が行われているのに精神科と皮膚科の外来受診をしている
- 皮膚科との情報共有がない
- 褥瘡悪化時、在宅医に相談なく皮膚科を受診している
- 拘縮が起きているのにリハビリを行っていない？
- 訪問看護ステーションは在宅医を信頼していない印象がある
- 発熱時に皮膚科と連絡をとらずに帰ってしまった在宅医
- 電話相談の順番に取り決めがない

- すべてにおいて情報の共有ができていない

　以上のように、在宅医に相談がなかったり、知らない間に他科を受診していて情報が共有されていないことがよく起こる。在宅医としては、すべての医療機関、福祉サービス機関を把握して情報を共有しておくことが必要である。すべての健康問題に関して、まずは在宅医に相談してもらい、在宅医から他科へ紹介することが望ましい。そのためには、在宅医はケアに関わるすべてのメンバーが何でも相談できる信頼関係を築く必要がある。

　このケースの問題点は、大部分がコミュニケーション不足によるもので、そのために役割が共有できていないこと、信頼関係が構築できていないことに原因がありそうだ。

　このような問題を引き起こさないように、多職種連携のために知るべきこと、やるべきことについて述べる。

多職種を知る

　まず、多職種の種類と役割を述べる。「これはこの職種にお願いすればよい、こんなことがあったから〇〇さんに連絡しておこう」などと普段から認識しておくとよい。地域のリソースに目を向け、そこで働く多職種の人々と顔の見える関係になることを心がけたい。在宅医療・介護に関わる施設と主なメンバーを図1に示す。

　ヘルパーなど介護職員も医療に関する行為（体温、血圧、酸素飽和度の測定、ガーゼ交換、外用薬使用など）ができる。詳しくは厚生労働省の「医師法第17条、歯科医師法第17条及び保健師助産師看護師法第31条の解釈について」[1] を参照してほしい。

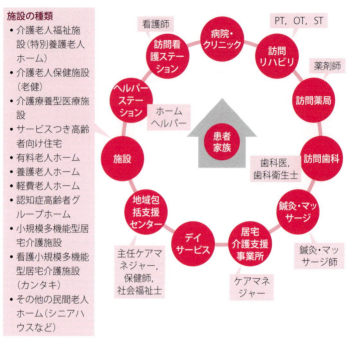

図1 在宅医療・介護に関わる施設と主なメンバー

多職種協働のカンファレンス

❶サービス担当者会議／多職種カンファレンス

　ケースの問題点やケアプラン，多職種の役割を共有する場となるだけではなく，ケアメンバーにとっては顔の見える関係，信頼関係を築く場となる。看護師に任せたりせず，できる限り出席してほしい。**症例1**のように，何かあったときに相談してもらえない医師にはなってほしくない。

　患者家族や施設のスタッフからの情報は大変重要である。患者と月に数十分ほどしか会わない医師には，全く気づくことができない情報

が多い。家族や施設のスタッフなどは，生活する患者をよくみているため，少しの変化にも気づいていることがある。たとえば誤嚥性肺炎を起こした患者がいた場合，ヘルパーは以前から「食事介助時にむせていることに気づいていた」ことも少なくない。そこで，==どんな情報を医師に伝えればよいのかを，医師以外のチームメンバーが知っていること==が大事である。

医療と福祉（介護）の統合ケアを効果的にするためには，伝達する情報の質を上げる必要がある。サービス担当者会議では小さなことでも何でも情報を交換したい。そのため，医師が一方的に病状説明をするようなことは避けたい。まずは何でも言える場，どんな発言をしても安全な場とする。サービス担当者会議での顔の見える関係づくりができると，普段からちょっとした変化を福祉職員や家族が医療職に伝えやすくなる。

また，医師は「今後起こりうること」をケアメンバーに伝え，そのとき，誰から誰に連絡し，その後どのように対応するかを話し合う。**症例1**のように，家族が誰に相談すればよいのかわからず迷うということのないようにしておきたい。たとえば，「急変の際には訪問看護師に連絡をする，訪問看護師は患者宅に赴いて主治医に連絡し，場合によって

表1　医師が知っておくべきサービス担当者会議の要点

- 出席者：ケアマネジャー（司会），利用者，家族，主治医，サービス担当者（訪問看護，介護，歯科，リハなど），住宅改修業者や福祉用具業者など
- 目的は問題の共有とプラン
- 発言しやすい雰囲気を心がける
- 家族の意向を確認する
- 医師として普段どんなことを伝えてほしいかを明確にする
- 今後起こりうることとその対応について共有する。「まずは訪問看護師に電話！」など
- 病状や生活の変化などはケアマネジャーに報告し，すべてのケア担当者にタイミング良く（電話や報告書で）伝わるシステムを確認する

は往診を依頼する」などの取り決めをしておくとよい。DNAR（do not attempt resuscitation）の確認をとっておいたとしても，家族が救急車を呼んでしまうことをよく経験する。何でも「まずは訪問看護師に電話！」と決めておくのがよいかもしれない。

表1に医師が知っておくべきサービス担当者会議の要点をまとめた。

❷退院時カンファレンス

患者：68歳，女性

卵巣がんの末期，肺転移，胸水がある。夫（70歳，無職）と2人暮らし。娘家族と息子家族は電車で50分くらいのところに住んでいる。

●経過

がん専門病院で抗がん剤の入院治療を行っていたが，退院して自宅療養をすることになり，A診療所に訪問診療依頼の連絡があった。その週の金曜日に診療情報提供書が届き，その内容は，「がん専門病院にはこれからも通院する予定である。食欲がないことや呼吸苦など，普段の訴えに対して点滴やHOTの酸素量調節などをしてほしい。最期は緩和ケア病棟に入院可能である」とのことであった。

退院日は，診療情報提供書の届いた当日（金曜日）の夕方。家族とも会っていない。オピオイドも使用しているようだが主治医が調整するのだろう。訪問看護が入っているのかも不明。A診療所の看護師は家族と電話連絡をとり，まずは翌週の月曜日に初回訪問診療に行くことを約束した。月曜日，A診療所から自宅訪問前に電話すると，「土曜日夜に呼吸が苦しそうなので，救急車を呼んで近くの病院に入院しています」とのことであった。

このような症例は，都会の分断された専門医療の現場ではありがちである。以下に，共有しておくべきことだが診療情報提供書だけでは

表2　事業所のケアマネジャーが退院時カンファレンスに参加する上で，問題だと感じる点

項目	人数
全体	1,572（100%）
退院時カンファレンスが行われていない	440（28.0%）
退院時カンファレンスに呼ばれない	319（20.3%）
発言する機会がない，発言しにくい雰囲気	108（6.9%）
医療機関の都合に合わせた訪問日程の調整が難しい	715（45.5%）
コミュニケーションがうまくいかず，必要な情報が正しく提供されていない場合がある	182（11.6%）
疾病管理の話が中心で，退院後の在宅生活を支援するための協議がなされない	287（18.3%）

文献3）より改変

わからない点を挙げる。

- 本人への病状説明（告知含む）は済んでいるか？
- 予後と今後の予測，その対処法は？
- DNARの確認はとっているか？
- 主介護者とキーパーソン，他のケア担当者は誰か？

　こういったケースでは，少なくとも退院時カンファレンスを開くべきである。平成27年度の厚生労働省の調査[2]によると，退院時カンファレンスに病院の医師が参加する割合は56.4%，在宅支援側の医師が参加する割合は11.0%と低い。また，平成28年度の同調査[3]においては，退院時カンファレンスに対してケアマネジャーが問題だと感じている点は表2のようになっている。退院時カンファレンスが行われていない（28.0%）ことや，ケアマネジャーを呼ばない（20.3%）という項目の割合が高いのは深刻な事態であり，コミュニケーションの問題，生活支援の視点がないという問題が浮かび上がっている。

病診／診診連携

❶他科との連携

　かかりつけ機能を持つ医師と他科の連携ができておらず，患者のケアが不十分になることをしばしば経験する。訪問看護師やヘルパーなども患者の日々の変化を誰に相談すればよいのかがわからず，対応が後手後手になってしまう。

　理想は全体を知っているかかりつけ医が1人いて，他科と連携して治療計画を共有し，訪問看護指示書も作成することである。各科主治医が何人もいる場合は総合診療医や家庭医が各科主治医に相談し，薬剤の管理や多職種連携のリーダーシップをとることが望ましい。各科専門受診の目的は薬剤の処方が主で，検査などはあまり行われていないことも多い。

　筆者は主治医に，「情報提供願いの手紙」を書くことがよくある。疾患の情報，受診日，検査日を知らせてほしいということや，自分でできる処置などがあれば教えてほしいこと，当方で薬剤処方が可能であること，その他の指示などを情報提供してもらえるようお願いをしている。このようなやりとりを柔軟にするためにも，普段から顔の見える関係性をつくっておくことが役立つのは言うまでもない。

　特殊な疾患や末期がんなど，病院に主治医がいて地域に在宅医もいる場合の連携でも，上記のような工夫で在宅医が主たるかかりつけ機能を果たすとよいだろう。

❷2人主治医制

　「かかりつけ医として患者を最期までみたい，そのために訪問診療をやりたいが1人ではできない」と考える開業医は多い。連携型機能強化型在宅医療支援診療所はグループで臨時診療をカバーできるので良いシステムであるが，知らない患者の臨時往診はかなりハードルが高いと感じる人も多いだろう。

そこで、ゆるく診診連携グループ診療に関わる方法が少しずつ広がってきている[4]。緊急時のファーストコールは主治医が対応をして、あらかじめ挙手していた（複数の場合もある）副主治医が主治医と連絡をとり、往診では主治医の診療方針で治療を行うというものである。このような、いわば「2人主治医制」で24時間365日の医療のハードルが下がる。

他にもがん患者など、将来緩和ケア科や在宅医療に移行する可能性が高い疾患を、がん専門医→緩和ケア医→在宅医が協働して切れ目なく診療を継続していくタイプの、「2人主治医制」が推奨されている[5]。がん患者は緩和ケア科や在宅医療に紹介されると、「見放された」と強く感じるものである。複数の医師がゆるやかに関係性を築いていくことで、診療内容の継続性も医師患者関係も良好になる。

多職種に対するリスペクトが重要

多職種連携のしくじりの多くは、（特に医師との）コミュニケーション不足から起こる。カンファレンスに出ること、普段から顔の見える関係づくりをするなど、診察室の外に出てまめに人と会うことが大事である。

また、多職種を知ることと、多職種に対するリスペクトが重要だと考える。忙しさを理由に機嫌を悪くしたり、緊急性はないが重要な事柄の優先度を下げたりしていると、結局は自分が苦労し患者の不利益にもなる。自身の働き方を見直し、本当に大事なことのための時間をつくってほしい。

文献

1) 厚生労働省:医師法第17条,歯科医師法第17条及び保健師助産師看護師法第31条の解釈について(平成17年7月26日付医政発第0726005号厚生労働省医政局長通知).
2) 厚生労働省:平成27年度居宅介護支援事業所および介護支援専門員の業務等の実態に関する調査研究事業報告書. 2016, p32.
3) 厚生労働省:平成28年度居宅介護支援事業所および介護支援専門員の業務等の実態に関する調査研究事業結果概要. 2017, p6.
4) 石島秀紀:診診連携や訪問看護との連携. 在宅医療バイブル. 第2版. 川越正平, 編. 日本医事新報社, 2018, p154-9.
5) 川越正平, 他:医学界新聞. 2017;3240:1-2.

part 1　しくじりの背景とこれからの対策

主治医機能における注意点

高木　暢　多摩ファミリークリニック

主治医機能を担うこととは

　地域包括ケアシステムの中で医療が果たす役割は大きい。また，その大きさ故に，医療機関それぞれの役割分担を明確にする必要がある。厚生労働省は外来診療の面では，大病院と診療所・中小病院とでその役割をわけようとしており，この診療所・中小病院向けに2014年から診療報酬に地域包括診療料・加算が新たに創設され，これらの算定条件を満たす医療機関が主治医機能を持つ医療機関と考えることができる。診療所は，当初「常勤医師3人以上」とされていた条件が，2018年の診療報酬改定で「常勤換算2人以上，うち1人以上が常勤」まで緩和されており，主治医機能を持つ医療機関が増えることが期待されていると考えられる。これらは，大病院が入院と専門分化された外来に特化し，診療所・中小病院に一般外来・訪問診療などの主治医機能の強化が求められている裏づけであり，結果，大病院への受診抑制と入院抑制につながると思われる。

　よって，これからは外来から在宅へ，自院で切れ目なく医療を提供できる体制の構築が求められる。2018年の診療報酬改定では，自院で外来から訪問診療に移行した患者数が診療報酬に影響するなど，診療所・中小病院は在宅医療を展開することが求められている。主治医機能を維持するための医療機関づくりをする中で，薬剤師，医療ソーシャルワーカー，栄養士など他職種の人材確保が重要である。一方で，診療報酬の改訂ごとに期待される主治医機能のための細かい基準が設定

される。それにより，外来診療・訪問診療のどちらでも算定できる施設条件について，前年までは算定できていた診療報酬が算定できなくなる可能性がある。社会の高齢化とともに医療政策の方向性を注視し，主治医機能を維持できる施設条件とスタッフの配置を検討する必要がある（**図1**）[1]。

複数疾患を抱える患者の管理と医療機関連携

社会の高齢化が進み，約45％の患者が複数の医療機関，あるいは複数の診療科を受診している状況である。医療に関する国民の意識調査では，日頃から相談・受診している医師・医療機関へ期待することとして，集約すると「継続的かつ全人的な診療」や「アクセスの良さ」が挙げられている（**図2**）[2]。健康上の問題が生じれば，物理的にも心理的にもアクセスしやすいかかりつけの医療機関を受診し，医師が必要

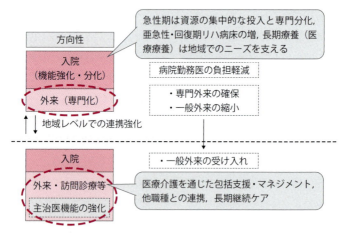

図1　外来医療の役割分担のイメージ

文献1）より作成

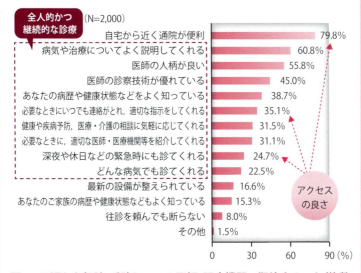

図2　日頃から相談・受診している医師・医療機関へ期待すること（複数回答）

文献2）より改変

に応じて専門医療機関へ適切に紹介するという主治医機能が求められていることがわかる。

　そのような主治医機能を持つ医療機関には，高血圧症，糖尿病，脂質異常症，認知症などを含む，複数の疾患を抱える患者の一元管理が求められる。それに応えようとするばかりに，「認知症だと思っていた患者の症状が神経難病やうつ病などの精神疾患によるものだった」というような臨床面での「しくじり」につながらないようにする。日頃から疾患を学ぶだけでなく，地域のどの医療機関に専門家がいるのかを把握し，お互いに顔の見える関係を構築することで紹介するハードルを下げて，医療機関連携を進みやすくする必要がある。こうすることで，専門医療機関に紹介しても報告書が来ないために経過が不明で，体調不良で来院した患者の状態がわからずに混乱するようなこと

は避けられるのではないだろうか。

　一方で，わが国では医療機関に対してはフリーアクセスが認められている。そのため，一元管理をしていこうと医師が考えていても，患者から「糖尿病は○○病院の△△先生に診てもらいたい」と言われてしまえば受け入れざるをえない。また，他病院へ入院したが家族からの連絡がなかったため，退院したあとに初めて入院の事実を知るということもあるだろう。入院した場合には入院先の医療機関から主治医へ連絡が入り，医療情報のやり取りができるようなシステムを地域の中で構築できれば，これらの問題も解決できるのではないだろうか。

　また，外来診療においても休診日や深夜，年末年始など24時間対応を求められることもあるが (**図2**)[2]，ソロ診療が多い診療所では対応しきれないことが考えられる。今後はグループ診療へ移行することや医療機関同士の連携強化などで，ニーズに応えることも必要ではないだろうか。

服薬管理

　外来診療・在宅診療にかかわらず，薬を処方していても患者が服用していないことがある。その理由は，患者個人の考え方や医師からの説明不足の場合だけでなく，生活リズムや生活環境（住居環境，同居する家族の問題など）にある場合もある。外来診療の中ではこれらの要因を確認することは難しいが，訪問診療を導入している場合はただ診察をして処方箋を渡すだけではなく，自宅の残薬の確認や薬の保管場所についても確認することができる。調剤薬局との連携で薬の受け渡しの際にやり取りの確認や，家族状況によっては訪問薬剤管理の導入も検討することで複数の視点で介入することができる。

　もしかかりつけ薬局があれば，自院からの処方内容以外にも処方されている薬剤がないか，調剤薬局に確認する必要がある。薬局側とし

ては，重複投薬や相互作用の防止目的に疑義照会を行うことで調剤報酬に算定できる項目もあるため，主治医として日頃から調剤薬局との連携を深めておく必要がある。多剤投与のケースが増加していることについては各論にゆずることとする。

　患者によっては，他の専門医療機関の受診や他の医療機関からの処方薬があることを，医師への遠慮からか報告しないこともある。患者が報告の必要はないと認識している可能性もあるため，日頃より医療者側から質問し，確認するべきである。地域包括診療料の算定条件に「他院の処方内容の確認，お薬手帳のコピーの添付」などが必須条件となっているのはそのためと考えられ，地域包括診療料・加算を算定していない場合でも主治医として積極的に確認する。一方で，患者はかかりつけ薬局を持たず，医療機関に近い調剤薬局の利用が多く，複数の医療機関を受診した結果，複数の調剤薬局を利用していることがある。お薬手帳を複数冊つくっている患者もおり，情報収集としてはお薬手帳のコピーだけでは不十分な場合もあるため，口頭でしっかりと確認する。

健康管理

　外来通院している患者の健康管理では，健康診断・検診の受診勧奨が重要である。勧めても受診してくれないことや，人間ドックや職場の検診を受けると言って健診・検診の受診が滞ることは少なくないが，根気強く勧奨する必要がある。一方で，定期通院しておらず日頃なかなか受診しない患者が健康診断・検診を受けに来た場合，相談したいことがないか積極的に聞き出す必要がある。また，喫煙や飲酒などの嗜好品の聴取や，何気ない会話から抑うつ気分などのスクリーニングを行い，必要に応じて介入することが主治医機能としては必要ではないだろうか。健康について気軽に相談にのることが主治医には求めら

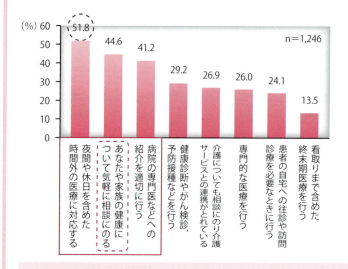

診療所への期待
- 国民が近所の診療所に期待することを8項目の中から複数回答で求めたところ，最も割合が高かったのは「夜間や休日を含めた時間外の医療に対応する」(51.8%) であった。続いて「あなたや家族の健康について気軽に相談にのる」(44.6%)，「病院の専門医などへの紹介を適切に行う」(41.2%) であった。
- 身近な診療所に対して時間外の医療を望む国民のニーズが高いことが示されている。

図3　近所の診療所に期待すること（複数回答，日常的な病気の診療以外）

文献1）より転載

れている（**図3**）[1]。

介護保険制度への関わり方

　地域包括ケアシステムを支える介護の面に関わることも大切である。介護保険を利用するにあたって作成する主治医意見書は，主治医機能として非常に重要なものである。医師が申請から認定までの流れ

を理解し，記載する内容を医学的側面と介護的側面にわけ，介護認定審査会に出席している多職種にわかるような記載を心がける必要がある。主治医意見書に化学療法の内容を詳細に記載しても，介護認定の参考にはならない点に留意しなければならない。

そのためにも，日頃から患者の外来での様子について，たとえば家族同伴なのか，杖を使っているのか，痛みの様子，会話の成立具合などを診療録に記載する必要がある。認知症を疑えば，簡易検査を自院で行うことや専門医療機関へ紹介することも検討する。

1人で来院する患者の場合，自宅での様子はわからないことが多いため，自宅での様子についてときどき家族と連絡を取ることや，担当するケアマネジャーや利用する介護サービスに関わっている看護職・介護職から情報を得る工夫が必要である。短い外来診療の時間内では得られない情報の集め方の工夫として，必要に応じてケアマネジャーと相談した上で，サービス担当者会議を開催することも1つの方法である。自宅での生活を支える介護保険サービスでは多職種との連携が大きな鍵となるため，ケアマネジャーや訪問看護ステーションの多職種と，顔の見える関係を構築することが重要である。訪問診療を行っている場合は，自宅での様子もわかるため居宅療養管理指導を行うことでケアマネジャーとさらにコミュニケーションを取ることができる（**表1**）[1]。

在宅医療の提供

外来診療から在宅医療へ，切れ目ない医療を提供することが主治医機能に求められている。主治医として，患者と長い時間をかけた信頼関係が構築されていると，場面場面での意思決定にも深く関わることがあり，在宅医療に移行する頃にはadvance care planning（ACP）を含めた話し合いを，医師だけでなく看護師，薬剤師，ソーシャルワー

表1 居宅療養管理指導について

居宅療養管理指導
居宅要介護者について，病院，診療所又は薬局の医師，歯科医師，薬剤師その他厚生労働省令で定める者により行われる療養上の管理及び指導であって，厚生労働省令で定めるものをいう。
算定要件の概要（医師が行う場合）
在宅の利用者であって通院が困難なものに対して，当該指定居宅療養管理指導事業所の医師が，当該利用者の居宅を訪問して行う計画的かつ継続的な医学的管理に基づき，介護支援専門員に対する居宅サービス計画の策定などに必要な**情報提供**並びに利用者またはその家族などに対する居宅サービスを利用する上での留意点，介護方法等についての**指導及び助言**を行った場合に，1月に2回を限度として算定する。
ケアマネジャーに対する情報提供の方法
ケアプランの策定等に必要な情報提供は，サービス担当者会議への参加により行うことを基本とする（必ずしも文書等による必要はない） 当該会議への参加が困難な場合やサービス担当者会議が開催されない場合等においては，下記の「情報提供すべき事項」について，原則として文書等（メール・FAX等でも可）により，ケアマネジャーに対して情報提供を行うことで足りることとする。 なお，サービス担当者会議等への参加により情報提供を行った場合については，その情報提供の要点を記載すること。当該記載については，医療保険の診療録に記載することは差し支えないが，下線又は枠で囲う等により，他の記載と区別できるようにすること。また文書等により情報提供を行った場合については，当該文書等の写しを診療録に添付する等により保存すること。 **（情報提供すべき事項）** ・基本情報（医療機関名，住所，連絡先，医師名，利用者氏名，生年月日，性別等），利用者の病状，経過等，介護サービスを利用する上での留意点，介護方法等，利用者の日常生活上の留意事項
利用者・家族等に対する指導又は助言の方法
介護サービスを利用する上での留意点，介護方法等に関する指導又は助言は，文書等の交付により行うよう努めること なお口頭により指導又は助言を行った場合については，その要点を記録すること。当該記載については，医療保険の診療録に記載することとしても良いが，下線又は枠で囲う等により，他の記載と区別できるようにすること また文書等により指導又は助言を行った場合については，当該文書等の写しを診療録に添付するなどにより保存すること

文献1）より転載

カーの多職種とともに進めていくことが重要となる。

　在宅医療では，24時間対応を掲げていても，患者が遠慮して連絡しない場合や，先に救急車を呼んでしまい数日後に主治医が入院を知ることもあるため，自院の連絡先を患者の自宅に掲示するなどして，患者本人や家族と連絡を取りやすい環境をつくることや，訪問看護ステーションをファーストコールにして，連絡するハードルを下げる工夫もある。一方で，24時間対応となると受け手である医療機関が，夜間の対応について人員的にも精神的にも難しくなる場合がある。これはグループ診療の導入や他の医療機関との連携，訪問看護ステーションとの連携方法などで工夫することができる。また，夜間や休日にコールが来ないように，病状をみて早めに医学的な対応を行えば，悪化を防ぐとともに家族の不安を拭うことができ，結果として不要不急の臨時往診を減らすことができる。

文献

1）厚生労働省:中央社会保険医療協議会:外来医療（その3）＜主治医機能について＞. 2013.
　［https://www.mhlw.go.jp/file/05-Shingikai-12404000-Hokenkyoku-Iryouka/0000025681.pdf］
2）健康保険組合連合会:医療保障総合政策調査・研究基金事業 医療に関する国民意識調査 報告書. 2011.
　［https://www.kenporen.com/include/outline/pdf/chosa23_01.pdf］

part 2

しくじり症例と
その解決のヒント

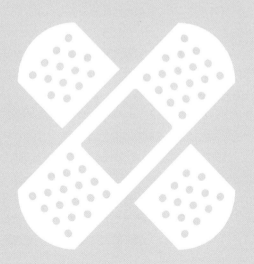

part 2 しくじり症例とその解決のヒント｜経営のしくじり

開院前に不要な医療機器を買ってしまった

この事例から学べたこと
☑ 開院当初にどのような患者層の来院が多くなるかを予想しておく
☑ 医療機器が地域のニーズに応えるものかを検討する
☑ 診療所のビジョンに沿った投資かどうか検討する

事例 利用する患者のいないマッサージ器を購入してしまった

　新規開業の準備を行っており，開業する物件も決まり内装工事のため間取りを決める段階となった。医療機器の選定も同時に進めており，各機器の見積もりや価格交渉など同時並行で慌ただしく進めていたが，内装業者から「早く医療機器を決めてもらわないと間取りや配管などが決定ができず，工期が遅れる」と急かされた。

　コンサルタントと相談して購入する医療機器を次々決定していったが，その中でコンサルタントからウォーターベッド式のマッサージ器の購入を勧められた。理学療法として保険点数の算定ができ，高齢患者の集患にも効果的であるとの理由だった。高額な機器ではあったが，患者サービスとして新規開業時にアピールできる点を考慮し購入を決定した。処置台を1つ減らしてウォーターベッドを設置した。内覧会で訪れた地域住民にも目をひく機器としてアピールできたと感じていた。

　しかし，実際に開院してから利用する患者はほとんどおらず，設備投資として回収する目処もまったくたっていない。院長が診療終了後に疲れた心と身体を癒すため，誰もいなくなった処置室で毎日使用しているのみである。

しくじり事例の過程の考察

開業前は様々なことの決定，決裁を同時進行で行う必要があり，最終決裁はすべて自分で行わなければならないのが勤務医時代との大きな違いである。開業が迫ってくるにつれて急ぎ決定しなければならないことも多く，気持ちが焦る中，コンサルタントからの勧めを十分に吟味せずに決裁を急いでしまったことが，しくじりにつながった。

こうすればよかった，その後自分はこうしている

投資する医療機器の採算性について，保険点数と実施頻度などから想定することは高額な機器の購入にあたり大切である。損益分岐点売上高から損益分岐点患者数を計算する方法もある（**表1**）[1]。事業計画の面で考察した場合，診療圏調査や周辺地域の情報などから開院当初にどのような患者層の来院が多くなるかを予想しておくことも重要となる。新規開業では，地域によって高齢者は既に競合する医療機関に通院しており，リハビリテーション，理学療法が必要な患者も他院に通院している可能性がある。開業当初から当該医療機器が地域のニーズに応えるものか，また，集患としてのインパクトを持つかどうかも十分に検討しておく必要がある。開業時から受診患者層がしだいに変わってくることもあるので，高齢患者など適応患者が増え，ニーズが高まったときに購入を検討しても遅くないこともある。

しかし，最も大切なことは，「患者や地域にどのような医療を提供したいか」「この診療所で何を成したいか」という診療所運営の根幹となるビジョンに沿った投資であるかどうかということであろう。目先の集患，投資ありきで自院のビジョンに沿わない高額な医療機器を購入してしまった場合，診療スタイルの変更を余儀なくされ，患者，地域，自院スタッフにクリニックの診療方針として誤ったメッセージを

表1　損益分岐点の計算例

損益分岐点売上高＝固定費／（1－（変動費／売上高））
　　　　　　　　＝固定費／（1－（変動費率））

〈前提条件〉
- CT撮影の保険診療：1,350点（CT撮影16列未満780点＋コンピュータ断層診断450点＋電子画像管理加算120点）
- CT購入費用：CT本体2,500万円，PACS1,000万円（消費税込み）
- リース料：月当たり購入費用の2％（消費税・保険込み）
- メンテナンス費用：360万円／年（消費税込み）
- 読影料：CT1枚につき1,350円
- 雑費（光熱費等）：CT撮影の10％＝1,350円
- 放射線技師人件費：常勤1名（480万円／年），非常勤1名（120万円／年）
- 稼働日数：年間300日，月間25日

〈損益分岐点の計算〉
- 固定費＝リース料＋メンテナンス費用＋放射線技師人件費
　　　　＝3,500万円×2％＋360万円／12カ月＋600万円／12カ月
　　　　＝70万円＋30万円＋50万円
　　　　＝150万円
- 損益分岐点売上高＝150万円／（1－（〔読影料＋雑費〕／13,500円））
　　　　　　　　　＝150万円／（1－0.2）
　　　　　　　　　＝187.5万円／月
　　　　　　　　　＝7.5万円／日
- 損益分岐点患者数＝7.5万円／日／13,500円＝5.5人／日

文献1）より引用

伝えてしまうリスクが生じる。開院前はとても忙しく，来院患者数が十分にあるかどうかという不安も強くなり，判断が鈍りがちになりやすい。焦るときほど，また，額の大きな投資を決定するときほど，いったん落ち着いて冷静に自分の足元（自己資金）と自分の行き先（ビジョン）を見直すことが肝要かと考える。

ベテラン先生 私はこうしている

実は私も同じものを買っていました

雨森正記 弓削メディカルクリニック

　最初に白状しておきますと，実は筆者も開業したての頃に「ウォーターベッド式のマッサージ器」を買ってしまいました。業者の巧みな弁舌と返済のシミュレーションを見て，高齢患者へのサービスと集患にもなるかという甘い考えでした。それまで自分が行ってきた診療スタイルにはないことでもあり，またなんとなく後ろめたさもあり患者に勧めるのも気がひけて，結局利用する人は限られてしまいました。最終的には事例の先生と同じように，筆者か職員が休憩時間に利用するのみで，場所を占拠しただけの存在になりました。リースが終了し機械を撤去するのにも，小さい部屋に無理に押し込んでいたために部屋を一部壊して出さなければいけなかったという，とんでもないしくじりになってしまいました。

　開業間もないときは金銭的に余裕もなく，「集客できる」という業者の甘い言葉に乗ってしまいがちです。「日に何人が利用すれば回収できる」というのは，あとから思えば実に甘い計算でした。それまでの自分の診療行為を変えてまで誘導するということに何ら疑いを持たないような方には可能なのかもしれませんが，筆者や先生のような，金銭勘定を優先できない良心的な総合診療医には難しいことのように思います。

　開業当初は特に，高額な医療機器の購入は非常に負担になります。少なくとも，これまでの自分の診療スタイルを変えてまでいろんな機器を購入するのは非常に危険です。月何人，1日何人利用しなければいけないというような心理的な負担は，決して良いものではありません。できるだけこれまでの自分の診療行為を変えずに，地道にやって

いくのが最良の方法かと思っています。

　本項の執筆に際し，Facebookで友人たちに「診療所で購入前に十分検討しなければ後悔する可能性の高い医療機器」を募り，結果は以下のようになりました。

> ①ウォーターベッド型マッサージ器：死蔵することが多い
> ②CT：とてもペイできるほど利用できなかった
> ③スパイロメーター：患者にうまく検査してもらえなかった
> ④ABI：とてもペイできるほど利用できなかった
> ⑤生化学検査器：維持できなかった，外注のほうが楽である
> ⑥迅速検査キット：期限内に利用できることが少なかった（インフルエンザ，溶連菌以外）

　みなさんも実に多くのしくじりをされていることがわかりました。ご参考にして頂ければ幸いです。

文献

1) 小松大介：医療機器の投資判断．診療所経営の教科書．第2版．大石佳能子, 監．日本医事新報社, 2017, p181-3.

part 2 | しくじり症例とその解決のヒント | 経営のしくじり

紹介した患者が帰ってこない

この症例から学べたこと

☑ 患者を紹介したままにならないようにする

☑ 病院医師や地域医療連携室と顔の見える関係をつくる

☑ 家族の状況とキーパーソンを把握する

患者:Bさん,80歳代,男性

数年前から慢性心房細動,高血圧などでフォローしていた。8年前には構音障害のため往診後に救急搬送し,脳梗塞と診断されたが幸い後遺症もなく,外来通院を再開。5年前にも心原性脳塞栓症にて入院したが,症状が改善したため外来通院を継続できていた。

3年前のある日,高熱のため連絡があり往診を実施。動くことも困難な状態であったため,基幹病院へ救急搬送した。尿路感染症および神経因性膀胱との診断で入院加療。抗菌薬治療にて尿路感染症は改善したが,尿道カテーテル留置が必要な状態となってしまった。入院主治医からは,「しばらく病院外来(泌尿器科・内科)にて経過をみたあと,状態が安定したら診療所に戻す予定である」との情報提供があった。

しかし,その後も診療所へ戻ることはなく,病院外来への通院が続いている。妻に聞くと,「病院へは2カ月に1回程度通院しているが,調子が悪くなって何度か救急車で受診をしている」とのことであった。「隣町の病院まで連れて行くのは大変であり,困ったときに往診をしてもらえるため,本当は以前のように診療所への通院を希望したいが,孫がいろいろ決めているので私(妻)は意見を出せない」と言う。

しくじり診療の過程の考察

Bさんが紹介したまま帰ってこなくなった理由（しくじりポイント）として，3つの要因が考えられる。

①病院医師との関係が構築できていなかった

1つ目の要因として，病院医師との顔の見える関係ができていなかったことである。

本症例を経験するまでは，精査や治療のために病院へ紹介しても，よほど専門治療の継続が必要なケース以外は，精査加療後に再び診療所へ戻ってくることがほとんどであった。そのため，紹介したあとの動向を意識することが少なく，ともすれば紹介したことすら忘れてしまうこともあった。入院主治医とも手紙による情報提供のみの関係であり，顔もわからないということも多かった。

しかし，立場を置き換えてみると，入院主治医として，紹介元の医師がどのような診療を行い，患者や家族とどう向き合っているかがわからない状況では，リスクのある患者をそのまま帰すのには躊躇したのではないかと考える。本症例では病院の入院主治医と外来主治医が別であり，入院までの経過が外来主治医に伝わっていない可能性もある。

②地域医療連携室との関わりがなかった

2つ目の要因として，地域医療連携室（ソーシャルワーカー）との関わりを持てていなかったことである。

本症例では，Bさんの情報共有は入院主治医との情報提供書でのやりとりのみであった。昨今では，病院と診療所とのつなぎ役として，地域医療連携室が重要な役割を担っている。医師は入院治療に専念し，それと並行して地域医療連携室が中心となって退院調整をすることも多い。当時は地域医療連携室との日常的な関わりが少なく，診療所でどの程度対応できるかという情報を共有できていなかったため，退院後は病院外来通院がよいという選択肢になってしまったのではないか

と考える。

③キーパーソンを把握できていなかった

3つ目の要因として、キーパーソンを把握できていなかったことである。

Bさんは妻と2人暮らしであり、診療所にはいつも一緒に通院していた。高齢者であるが2人とも理解力が十分にあり、日常診療での意思決定はその場で行うことができた。そのため、夫婦以外の家族の状況についてあまり考慮していなかった。あとからわかったことだが、キーパーソンの孫から夫婦は生活上のサポートを受けており、そのために妻は孫に対して意見を出せないとのことであった。

こうすればよかった，その後自分はこうしている

患者を紹介した後、病院でどういう経過をたどっているかを注意深くフォローすることができていれば、また違った転帰になったのではないかと考える。その対策として、紹介患者一覧を作成し、紹介理由と転帰を常に把握できるようにしている（**表1**）。様々な理由で紹介先の病院から返信がこない場合や、紹介先からさらに転院したために通院中の病院から連絡がない場合もあるが、しばらく経っても転帰がわからない場合には、こちらから家族や地域医療連携室、病院医師などに確認をとるようにしている。紹介患者一覧を作成すると、自身の専門医紹介についての傾向をとらえることもできるため、総合診療医としての自己学習にもつながっている。

紹介患者が入院となった場合には、できる限り病院へ見舞いに行き、地域医療連携室にも顔を出すようにしている。外来主治医として継続的にみている患者では、本人の考え方、これまでの病歴、家族の状況など多くの情報を把握している。これらの情報を病院医師や地域医療連携室と共有することで、より適切な入院加療につなげられると考え

表1 対策として作成した紹介患者の一覧表

日時	年齢	性別	紹介先	診療科	病態/疾患名	転帰(返信内容)
1月4日	92	女	○○病院	救急	肺炎＋心不全増悪	肺炎,心不全増悪で入院
	55	男	○○病院	内科	便潜血陽性	CF予定
1月5日	73	女	○○病院	内科	貧血進行	GF予定
	67	女	○○眼科	眼科	顔面帯状疱疹	角膜病変なし
1月6日	66	男	○○眼科	眼科	DM	網膜症なし
1月8日	73	男	○○病院	救急	立位歩行困難	敗血症で入院
1月12日	76	男	○○病院	内科	PBC術後,肝機能障害	経過観察
	73	女	○○病院	救急	全身浮腫	心不全増悪で入院
1月13日	79	男	○○病院	内科	ろれつ難	脳幹部梗塞で入院
1月15日	12	男	○○病院	耳鼻科	鼻出血止まらず	止血処置
	56	男	○○病院	整形	頸椎症	保存療法
1月18日	4	男	○○クリニック	小児科	食物アレルギー	外来治療の方針
1月19日	70	女	○○病院	耳鼻科	甲状腺腫	生検予定
1月20日	89	女	○○病院	脳外科	ふらつき	異常なし
	89	女	○○病院	救急	心不全増悪	心不全増悪で入院
1月22日	84	女	○○病院	泌尿器科	血尿	精査異常なし,経過観察
	76	女	○○病院	内科	大腸がん,肝転移	入院
	83	女	○○病院	内科	DM増悪	入院
1月25日	73	女	○○大病院	総診	腰痛	経過観察で逆紹介
1月27日	86	男	○○病院	内科	LK疑い	別の病院へ転院
	89	男	○○病院	内科	下腿浮腫	尿閉(膀胱充満)
	82	女	○○病院	内科	高度貧血	拒否にて継続不可
	87	女	○○病院	整形	腰痛	圧迫骨折にて保存的治療
1月29日	68	男	○○病院	救急	腰痛,尿管がん,骨転移	入院

るからである。当初はお客様扱いであったが，地道に行動を続けていくことで，ソーシャルワーカーや病院医師と顔見知りになり，最近では外来通院時の状況について相談を受けたり，退院調整が困難なケースのアドバイスを求められるようにもなってきた。地域医療連携室に訪問した際に病院医師を含めて臨時のミニカンファレンスを行うケースもしばしば出てきている。また，病院主催の交流会や地域の多職種の勉強会などにも積極的に参加し，顔の見える関係を構築するようにしている。病院医師や地域医療連携室にとって，診療所が身近な存在になれれば，病診連携はもっとうまくいくのではないかと考えている。そのためには診療所医師側からももっと積極的にアプローチすべきであろう。

今回は，普段一緒に住んでいない孫がキーパーソンであり，それを把握していなかったことも，しくじり要因のひとつであった。元気に外来通院ができている場合には意識しないことが多いが，特に高齢者においては，急に予期しない病状変化が起こりうるため，事前に家族の状況や代理意思決定者を把握しておく必要がある。高齢者総合評価のひとつとして，年1回程度は家族環境およびキーパーソンを確認するようにし，カルテに連絡先を記載するようにしている。また，介護保険を利用している患者では，ケアマネジャーが家族の詳細な情報を把握している場合も多く，多職種での情報共有を行っている。

 ベテラン先生 私はこうしている

軽快で密な地域連携を！

橋本進一 橋本医院

症例の先生がその後講じられている診療所としての対策は，十分だと考えられます。より連携をスムーズにするためには，以下のような

ことを付け加えるとより良いと考えます。

　顔の見える関係は医療連携ではとても大切です。病院医師とは患者を介してだけではなく，各種勉強会やメーリングリスト，SNSなどによってつながることで双方の理解が深まり，よりスムーズな連携が構築できます。地域医療連携室にも足を運びましょう。医療者（医師または看護師）が室長として在籍することも多いので，室長をキーパーソンとして常に連絡を取るとよいでしょう。病院には多数の医師が在籍し，地域連携に対する考え方も人により千差万別です。だからこそ，連携室のキーパーソンは意思の疎通を円滑にするために重要です。また，地区で活躍しているケアマネジャー，訪問看護師，薬剤師，歯科医などの多職種間でも，顔の見える関係を構築し相互に連絡を取りやすくしておく必要があります。患者やその家族といつも接しているケアマネジャーや訪問看護師から得られる情報はきわめて有用です。それら専門職とはアクセスフリーにしておくとよいでしょう。特に，患者の家族背景の理解には専門職の存在は欠かせません。家族背景の情報を得ることが困難なケースや，患者本人の意思とはかけ離れた考えの親族がキーパーソンになることもあります。だからこそ，専門職からの情報は大切です。

　さて，筆者の地区では基幹病院が開放型病院であり，オープン病床を持っています。そのため，我々開業医は，自院で診療している患者が入院するときにその病床を利用することができ，さらに入院している患者を病院主治医とともに診療できるシステムもあります。病院にお見舞いに行くのではなく診療として出向いて実際に患者を診察し，本人と家族の意向も考えながら主治医や看護師とともに検査・治療方針，ケアに関することや退院後の指針などを共同で決定できます。このシステムは，退院後に患者が診療所へ戻ることを前提としているため，自院の患者が入院した場合，できる限り病院に出向き共同で診療

しています。患者も家族も安心でき，メリットは大きいです。その際，診療所は開放型病院共同指導料（Ⅰ）350点を算定可能で，コスト面でもメリットがあります。その地区の基幹病院に開放型病院の施設認定を取得してもらうべく，先生ならびに医師会から熱意を持って働きかけてはいかがでしょうか？ より良い連携が構築されることは間違いありません。

part 2　しくじり症例とその解決のヒント　経営のしくじり

複数の医師がいて同じ疾患でも治療方針が違う

この症例から学べたこと

☑ チームで症例カンファレンスを実施する
☑ カンファレンスでは臨床倫理の4分割を用いる
☑ 無理せずにマネジメントする
☑ 方針を変えるという医師の引き出しをもっておく

症例　患者：Yさん，91歳，女性

　当院は強化型在宅療養支援診療所であり，常勤医4名（専攻医を含む）のグループにて外来診療と訪問診療を行っている。外来や訪問の診療曜日は決まっているため，ゆるい主治医制（毎回診察する医師が同じになる）はあるものの，基本的には複数の医師で患者を担当している。また，週末の往診当番は4名で均等にまわしているため，診療内容を共有したり，当番週末前に訪問診療を行い，往診で「はじめまして」になるべくならないように訪問診療予定を配慮している。また，年間看取り件数は40人ほどであり，近隣の総合病院から末期がんの診断にて当院へ在宅ターミナルケア目的で紹介される患者も多い。

◆

　Yさんは訪問診療導入のため当院へ紹介となった。生来健康であったが，X年7月15日に腹部膨満感を訴えS総合病院を受診。腹部CTにて膵頭部腫瘤影と多発肝腫瘍を認め，精査の結果，膵頭部がん，多発肺転移，多発肝転移と診断された。
　S総合病院消化器内科では，初め家族は本人への告知を希望してい

なかったが，今後の方針決定に際して，本人の意思が重要であり，治療方針決定のためには病状理解が必要であることを病棟主治医から家族へ説明して，Yさんにも病名を伝えたとのことであった。その結果，Yさんとしては高齢であり積極的な治療は行わずに緩和ケアを中心に行うこと，入院はせず，できるだけ自宅で過ごしたい，終末期は自宅で迎えたい，とのことであった。そこで，在宅看取りを含めた訪問診療導入のため7月16日に当院へ紹介となった。

　7月20日，初回診療はA医師が訪問した。Yさんは「ヘソのあたりから下が苦しい」，同居の娘さんは「うずくまるくらいの痛みが出ている，今日は嘔気もあるようで，食事も一口，二口食べている感じで薬は全然飲めない」とのことであった。フェンタニル貼付剤と疼痛時の頓用薬にて疼痛緩和をはかりながら，1週間後再診とした。

　7月27日，週末待機のためB医師が訪問した。Yさんは「私は何も悪いことをしていないのになぜ病気になるのか」と怒っていた。娘さんは「痛みは落ち着きましたが，全然食べられていません。予後については母に言ったら衝撃が強いので伝えたくないです。ただ，母は何となく気づいているとは思います」とのことであった。B医師が診察すると，眼球結膜や皮膚ともに黄疸が著明，腹部膨満もひどく腹水が増えてきていると思われた。所見として「黄疸や腹水の増悪」について医師からYさんへ伝えようとすると，娘さんがそれを制し，「伝えないで下さい」と言った。B医師は，①本人の認知機能は年齢相応であり十分に現状の理解が可能であること，②死の受容ステージの怒りの段階であり，受容を促すためには現状を伝えるのが有効かもしれないこと，③この2～3日経口摂取もできておらず予後も数日である可能性が高いこと，などから現状を本人に伝えるべきだと思ったが，娘さんからの強固な反対にあい，モヤモヤしながらもYさんへ予後は伝えずに訪問診療を終えた。

　同日の夕方，A医師とB医師で現状の治療方針について話し合った。

B医師は「Yさんの認知機能が保たれている以上，現状を伝えることが本人のためになるのではないか」という主張であった。一方でA医師は，初回訪問時に感じた，予後をYさんへ告知してほしくないという娘さんの気持ちの強さを思い出し，「そうまでして娘さんがYさんへの告知を拒否するのはなぜなのだろうか。今後残される娘さんに母親の看取りを後悔なく迎えさせるのも大事なのではないか」という主張であった。

しくじり診療の過程の考察

末期がんの在宅看取りという時間的な制約がある中で，患者や家族とラポール形成をしながら，病名告知済み/予後未告知というケースであった（残念ながら現場ではよくあるのだが……）。その中でYさんの病状も急速に悪化し，その変化に対して医師も対応と説明，Yさんと家族の受け止めや現状認識などをふまえながら，Yさんと家族に対してトータルペイン（身体的苦痛，精神的苦痛，社会的苦痛，スピリチュアルな苦痛）へのケアが求められた。主治医を1名に固定したとしても緻密なていねいさが必要だと思われるが，その中で訪問診療の予定や週末当番への配慮などが絡み，初回訪問と2回目訪問で診療する医師が複数となり，治療方針も異なることになった。

こうすればよかった，その後自分はこうしている

本事例はその後，A医師，B医師，診療所看護師，診療所ソーシャルワーカー，訪問看護師も交えて臨床倫理の4分割（**表1**)[1]を用いた症例カンファレンスを実施した（**図1**）。医師間で治療方針が異なっても，根本的には患者のためという点では一致しているため，現在の状況を整理し「本人のQOLに資するマネジメントは何か？」ということを臨床倫理の4分割表を用いて，多職種で意見を出しながらチームとして合

表1 臨床倫理の4分割表の項目

医学的適応（medical indications）
善行と無危害の原則
1. 患者の医学的問題は何か？ 病歴は？ 診断は？ 予後は？
2. 急性か，慢性か，重体か，救急か？ 可逆的か？
3. 治療の目標は何か？
4. 治療が成功する確率は？
5. 治療が奏功しない場合の計画は何か？
6. 要約すると，この患者が医学的および看護的ケアからどのくらいの利益を得られるか？ また，どのように害を避けることができるか？

患者の意向（patient preferences）
自律性尊重の原則
1. 患者には精神的判断能力と法的対応能力があるか？ 能力がないという証拠はあるか？
2. 対応能力がある場合，患者は治療への意向についてどう言っているか？
3. 患者は利益とリスクについて知らされ，それを理解し，同意しているか？
4. 対応能力がない場合，適切な代理人は誰か？ その代理人は意思決定に関して適切な基準を用いているか？
5. 患者の事前指示はあるか？
6. 患者は治療に非協力的か，または協力できない状態か？ その場合，なぜか？
7. 要約すると，患者の選択権は倫理・法律上最大限に尊重されているか？

QOL（quality of life）
善行と無危害と自律性尊重の原則
1. 治療した場合，あるいはしなかった場合に，通常の生活に復帰できる見込みはどの程度か？
2. 治療が成功した場合，患者にとって身体的，精神的，社会的に失うものは何か？
3. 医療者による患者のQOL評価に偏見を抱かせる要因はあるか？
4. 患者の現在の状態と予測される将来像は延命が望ましくないと判断されるかもしれない状態か？
5. 治療をやめる計画やその理論的根拠はあるか？
6. 緩和ケアの計画はあるか？

周囲の状況（contextual features）
忠実義務と公正の原則
1. 治療に関する決定に影響する家族の要因はあるか？
2. 治療に関する決定に影響する医療者側（医師・看護師）の要因はあるか？
3. 財政的・経済的要因はあるか？
4. 宗教的・文化的要因はあるか？
5. 守秘義務を制限する要因はあるか？
6. 資源配分の問題はあるか？
7. 治療に関する決定に法律はどのように影響するか？
8. 臨床研究や教育は関係しているか？
9. 医療者や施設側で利害対立はあるか？

Jonsen AR, 他:臨床倫理学. 第5版. 赤林 朗, 他監訳. 新興医学出版社, 2006, p13.より引用

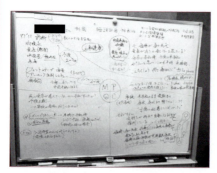

図1　実際のカンファレンスのホワイトボード

意形成をしていった。

　結果としてはYさんの病状も悪化し意識レベルも落ちてきているため，予後は伝えずに苦痛緩和をはかっていく方針となった。Yさんのように，予後が短くても複数の医師が担当として関わらざるをえない場面もあるが，前にみた医師の方針を大きく変えることなく無理せずにマネジメントすることの重要性を再認識した。ただ，これはケースバイケースで，本人の代弁者（advocacy）として[2]，逆にそのときに方針を変えるという医師の引き出しも持っておく必要はあるだろう。

 ベテラン先生 私はこうしている

大切なポイントは患者の希望と情報共有

大橋博樹　多摩ファミリークリニック

　このようなケースはグループ診療を行っている施設であれば，皆経験していると思います。考えるポイントは2つです。1つは，患者の意思や希望を尊重した終末期を過ごすこと。これはACP（advance care planning）につながるところです。もう1つはグループ診療にお

ける情報と方針の共有です。

ACPについては、やはり患者本人の意思や希望を第一に考える必要があります。もし、患者の意思や希望を聴取することができなくても、代理意思決定者に準ずる人（このケースでは娘）と、「患者がどのように考えているか」を話し合うことが重要だと思います。ACPは、これまで本人が培ってきた人生観・価値観などが大きく影響します。たとえば、患者が元気だったときから家庭医として長期間関わってきたのであれば、医療者もそれを推し量ることができるかもしれません。しかし、終末期の在宅医療の多くは、患者と出会ってすぐにこのような人生の大きな決定に関わらなくてはならないという困難さが伴います。患者の意思を一番よく知っている人と、その思いについてじっくり考えることが重要です。

多職種のチームでカンファレンスを開くのも効果的です。また、臨床倫理の4分割表（**表1**）を用いると思考過程が明確になります。しかし1つ気をつけることは、「勝手な想像をしていないだろうか？」という疑問を、チームで常に持つことです。特にベテランになると、自らの経験から患者や家族の意向を想像してしまうことがあります。前述のように、患者1人ひとりにはこれまでの生き方と様々な考えがあります。「出会って間もない我々が、正しく想像できることはむしろ少ない」という謙虚さも大切です。

そして、もう1つのポイントはグループ診療における情報と方針の共有です。情報通信技術が発達し、クラウド上にある情報をいつでもどこでも共有することが可能になりました。終末期をどのように過ごすかという意思決定において、我々はどうしても考慮の末の「結果」にのみ目が行きがちです。しかし、重要なのはその結果に至った過程です。たとえば、筆者の経験したケースですが、当初は積極的な治療を望んでいた患者の息子が、予後告知を受けた患者本人の「最後は孫

と穏やかな時間を過ごしたい」という希望を聞き，自宅での療養を受け入れたということがありました。一度決めたことでも，気持ちが揺れ動くことは多々あるため，その決定に至る過程を共有しておくことは重要です。患者と家族の不安や迷いを共有するからこそ，意思決定の変更にも対応できるのです。

文献

1) Jonsen AR, 他：臨床倫理学．第5版．赤林　朗, 他監訳．新興医学出版社, 2006, p13.
2) Wonca Europe：THE EUROPEAN DEFINITION OF GENERAL PRACTICE/FAMILY MEDICINE.WONCA EUROPE 2011 Edition.
[http://www.woncaeurope.org/sites/default/files/documents/Definition%203rd%20ed%202011%20with%20revised%20wonca%20tree.pdf]

part 2 しくじり症例とその解決のヒント | 経営のしくじり

採用したスタッフの特性が面接時の印象と違っていた

この事例から学べたこと

☑ 本人の特性が問題と考えられる場合は職場全体の理解を促す
☑ より明確で具体的な指示やルールづくりが有効
☑ 採用時点でいかに面接や履歴書以外での情報を得られるかがカギ

事例 スタッフ：30歳代，看護師

　開院当初からオープニングスタッフとして雇用していた。仕事の覚えや手際も良く，記憶力に長けて患者の情報などをよく覚えているなど，優秀なスタッフであった。

　その一方で，自分のペースを優先した仕事の組み立てをする，プライベートの用事があるときに全体の仕事の流れも早く終わらせようとする，場をわきまえない私語が多い，他者との距離感がつかめず敬語を上手に使えない，待合室でプライバシーに配慮せず大きな声で予診をとってしまう，新人や業者に対して見下した言動で接する，イレギュラーな仕事に対して強い拒否を示す，休憩中の雑談は常に自分のことを話したがる，など態度面の問題が続いていた。特に接する時間の長い他の看護スタッフのストレスは大きく，問題の看護師について訴えが継続的にあった。

　本人には何度も教育的指導や面談を行った。しかし一時的に態度は改善するものの，しばらくするとまた元に戻る，ということの繰り返しであった。指導に対しても素直に受け入れない態度がみられたことや，納得している場合であっても教育的指導があまりに多くウンザリして

いる様子もあった。一方で、「この職場での仕事を続けられないかもしれない」と本人がボヤいていることなども他のスタッフから聞いていた。

しくじり事例の過程の考察や対応

　過去の職場で長続きしたところがない，他者の気持ちに共感した態度が示せない，場違いな言動を行ってしまうようなことを繰り返す，ということなどから，発達面にコミュニケーションの障害があるのではないかとも考えられた。その他，トラブルではないが，手技や処置など手先の器用さに関わることが苦手であるなども，発達面の問題を示唆した。

　本人にもその考察のフィードバックを行ったところ，当初は「なぜ今までどの職場でもうまくいかなかったのか，長年の疑問が氷解した」と納得した様子であった。しかし，その後も同様の問題や指導が続く中で，「私，障害者ですから」などと自虐的に反発する態度などもみられるようになり，正確な診断を受けることなども促したが強い拒否を受けた。

　スタッフ間では「わざと問題行動を起こしているのではなく，そのような特性である」ということを何度も説明したことで共通理解されており，職場全体では受容的態度で接していた。しかし，「特性であるがゆえに根本的に変わることはできない」と理解して接するしか対応はないことが逆に，全体の諦めムードを生じさせることにもなった。

　一方で，問題は問題として本人へのフィードバックや教育的指導は継続せざるをえなかった。本人やスタッフとも相談し「待合室での予診はいっさいとらない」「患者・スタッフ・業者など相手に限らず基本的に敬語を使う」「休憩中の雑談では，まず自分のことを話すのではなく，相手の言うことを聞いてから発言する」など，わかりやすい本人ルールをつくった（休憩中までルールをつくることの悩みはあったが，トラブルが生じているため仕方がなかった）。また，患者対応の問題

が続いたときは，労使関係としての対応として，ボーナスの減給などを行ったこともあった。

最終的にはプライベートの事情での転居を契機に退職することとなり，良好な関係を保ったままの円満退職となったが，お互いに胸をなでおろしているような心象であった。

こうすればよかった，その後自分はこうしている

家庭医外来は扱う領域や年齢の幅も広く，スタッフもコミュニケーション力や臨機応変な対応を求められる場面も多いため，発達面の特性を持つスタッフは混乱や苦労をより多く感じやすい環境とも言える。定型的な業務が多く，コミュニケーションの少ない部署への配置転換などができるとよいが，診療所というセッティングから他の適切な部署もない。もし病院などであれば，そうした部署へ配置転換することを検討してもよいかもしれない。

教科書的な対応ではあるが，指示を明確・具体的にしてルール化することは一定の効果がある。特にコミュニケーションに関するトラブルについては，今回「基本的に敬語を使う」としたような，"雰囲気や相手との距離感を察して対応することができない"ことを前提としたルールづくりを考慮した。

トラブル面に注目して解雇を促すということも手段としては可能である。ただし，相手が納得しないかたちで解雇を急ぐことは，逆に労使紛争などに発展しかねない。その場合でも社会保険労務士と相談したり就労規則などにも則って，注意・指導からはじめる。問題の記録などはできれば書面でも行った上でしっかり残し，それでも改善しない場合は懲戒処分・退職勧告・解雇に進むなど，客観的にも妥当なステップを踏む必要がある。その他，採用時に「採用しない」という選択もあるかもしれない。

頻繁に職場が変わっているという職歴はある程度，本人に何らかのトラブルが生じやすいことを示唆しているため，以前の職場の退職理由を確認する必要がある。しかし，採用時の面接や履歴書だけでは，なかなか本人の性格やコミュニケーション能力まで正確に評価することはできない。そのため可能であれば"つて"などを通じ，事前にそれまでの働いた職場の情報を得ることができれば判断材料になる。過去，この事例とは別に採用しかけたスタッフがおり，たまたまその人と以前一緒に働いたことのある知人がいたため聞いたところ，「その人だけは採用しないほうがよい。以前の職場ではトラブルメーカーで，苦労の交渉の末に何とか辞めてもらった」という情報を得て，採用を取り消したという経験があった。

ベテラン先生 私はこうしている

人を選ぶのはなかなか難しいものです

松村真司 松村医院

　診療所のような小さな組織では，労務に関わる問題は意外に大きな問題に発展するものです。休暇の取り方，クレーム対応，職員同士のささいな人間関係のトラブルから，本事例のような本人の特性に関わる問題が時には医療事故につながることもあり，頭を悩ませるところです。地域の診療所では，従業員も同じ地域の住民であることも多いので，画一的な対応がとれないということもよく経験します。医療機関は，どうしても性善説に基づいた信頼関係を主体としており，このあたりをあまり厳しくするとかえって雰囲気が悪くなるので，その匙加減もなかなか難しいところです。ということで，もちろん就業規則の作成に始まる労働環境の整備なども大切ですが，結局は本事例と同様に，採用時に十分な検討を行って，後々トラブルに発展しないよう

にしておくのが最善の対策になるのだと思います。

　当院も，かつては斡旋サービスや求人広告などを用いた採用を行ったこともあるのですが，結局最終的には口コミ（紹介）で雇い入れた人だけが現在も勤務を継続してくれています。たとえ紹介してもらっても，その紹介者のことをよく知らない場合や，応募者本人と紹介者の関係があまり強くない場合は，面接で判断することになります。履歴書を見て，転職を繰り返していたり勤務期間が短い人などは特に注意します。また，試用期間を設定して，その間の勤務状況を見た上で本採用の可否を決定するのもひとつの方法です。

　とは言っても，人と人との相性や，その人の特性は長く勤めてみないとわからないところもありますし，結婚や転居などで，その人を取り巻く環境が変化することをきっかけに問題が発生することも稀ではありません。そのときに発生する問題ごとに，時にはルールに基づいた厳しい対応が必要になってくることもあるので，一概に「こうすべき」ということはありません。最終的には院長の総合的な判断がすべてのような気がします。

　ただし，経営者としてその判断は一貫するようにし，必要時には外部の専門家に助けを求めましょう。そのためには基本的な労働関係法規には目を通し理解をした上で，専門部署と連携をとれるように，日頃から準備しておくことが最も重要なことだと考えます。

part 2 しくじり症例とその解決のヒント | 診断のしくじり

本態性高血圧を疑ったら，実は睡眠時無呼吸による二次性高血圧だった

この症例から学べたこと

☑ 睡眠時無呼吸があるかどうかは，本人に聞いてもわからないことが多いため，家族に聞くようにする

☑ 日中の眠気などがある場合は，睡眠時無呼吸を疑う

患者：Gさん，57歳，男性

　Gさんは，特に既往のない会社役員の男性。ある冬，インフルエンザに罹患してクリニックを受診。その際に測った血圧が182/102mmHgであった。聞くと，5年ほど前から会社の健康診断にて血圧が高いことを指摘されていた。医療機関を受診するようにと会社からは言われていたが，仕事が忙しく平日の受診がなかなか難しいということで受診はしていなかった。今回の受診では，インフルエンザの治療を優先し，改めて5日後の再診を約束して帰宅。次回は健診結果も持ってきてもらうようにお願いした。

　再診の日，健診結果を見ると，血圧は収縮期血圧が160〜180mmHgであった。家庭血圧を測定してもらうよう依頼したところ，収縮期血圧が160mmHg前後で拡張期血圧が90mmHg前後であった。診察や一般的な血液検査，心電図などでは特に異常はなく，本態性高血圧と考えて降圧薬を開始し，10mmHg程度は下がったが十分ではない。「いびきがひどくないか，無呼吸はないか？」とGさんに聞いても「ない」と答える。日中の眠気はときどきあるということであったが，睡眠時

無呼吸症候群の可能性は低いと考えた。

　Gさんの妻が当院に通院しており，妻に聞いてみた。すると，「寝ているときに，結構呼吸が止まっていることが多く，いびきも年々ひどくなっている。歳のせいでしょうがないと思っていた」ということであった。改めて，本人にEpworth眠気尺度日本語版（JESS）[1]をもとに問診を行うと，15点とそこそこの睡気を自覚している状況であった。早速，簡易睡眠時無呼吸検査を行ったところ，無呼吸を示唆する結果であり，近くの病院にポリソムノグラフィーを依頼すると，無呼吸低呼吸指数（Apnea Hypopnea Index：AHI）が30であり，睡眠時無呼吸症候群の診断であった。睡眠時の持続陽圧呼吸〔CPAP（シーパップ）〕療法を行ったところ，血圧が正常域まで下がり，日中の眠気も解消されることとなった。

しくじり診療の過程の考察

　Gさんが，「いびきもひどくなく，無呼吸もない」と答えたことで，睡眠時無呼吸症候群の可能性が低いと考えたことがしくじりであった。二次性高血圧の可能性も常に念頭に置いて診療を行うことは大切だが，その中で，睡眠時無呼吸があるかどうかを確認することが必要だったと考える。

こうすればよかった，その後自分はこうしている

　高血圧の患者をみたときには，二次性高血圧の可能性も常に念頭に置いて診療を行う。その中で，睡眠時無呼吸があるかどうかは，ベッドパートナーに聞くことが大切である。本症例を経験してからは，ベッドパートナーに聞くか，直接聞ける状況でなければ，患者本人に聞いてきてもらうように依頼している。また，日中の眠気を少しでも自覚

しているときには，問診の中にJESSを導入することにし，適応があれば積極的に簡易ポリソムノグラフィーを行うようにしている。

ベテラン先生 私はこうしている

積極的に問診しないと診断できないありふれた疾患

北川貢嗣　信楽中央病院

　このしくじりは，診療所や市中病院の一般外来を担当している誰しもが経験する例です。睡眠時無呼吸症候群の有病率は成人男性の約3〜7％，女性の約2〜5％と言われており，決してめずらしい疾患ではありません。男性では40〜50歳代に多く，女性では閉経後に増加するようです。その年代の高血圧の初診患者には積極的に問診して，JESSやベッドパートナーへのアプローチをし，診断を試みていきましょう。

　睡眠時無呼吸症候群を疑った場合の検査では，最初から簡易ポリソムノグラフィーをレンタルするなどして装着してもらえれば，AHIが算出できます。40以上の重症例であれば，ポリソムノグラフィーを病院に依頼することを省略して，自施設でCPAPを導入できることになり，診療がスムーズになります。

　かく言う筆者も先日，数年通院している患者（還暦前メタボ体型で降圧薬2剤服用）のサマリー作成時に，睡眠時無呼吸症候群の合併の可能性に気づいて簡易ポリソムノグラフィーを実施したところ，AHIが40超えだったという経験をしました。このように，睡眠時無呼吸症候群を見過ごされ漫然と高血圧で治療されている方も多くいます。好発年齢の患者に対しては，疾患を念頭に置きカルテレビューをすることが重要ですね。また，Gさんは今回のCPAP導入で内服が必要なくなったと思われますが，このような場合は注意が必要です。CPAPの機械レンタル料は，「在宅持続陽圧呼吸療法指導管理料」として受診時に所

定の点数が算定され，医療機関が業者の請求に応じて支払います。ですので，仕事で多忙な患者が，内服薬の処方目的ではない定期的な通院が継続できないと，医療機関は保険診療をしていないにもかかわらず業者にレンタル料を払い続けなければなりません。患者にはシステムを十分理解してもらう必要があります。

　平成30年4月の診療報酬改定から，3カ月ごとの通院（3カ月分の機械レンタル料の支払い）が可能になり患者の利便性が向上しましたが，特に注意すべきです。当初は毎月来院して頂き，その際には様々な視点から生活指導をしていきましょう。

文献

1) iHope International ホームページ:ESS(Epworth Sleepiness Scale)日本語版(JESS). [https://www.sf-36.jp/qol/ess.html]

part 2　しくじり症例とその解決のヒント　**診断のしくじり**

糖尿病の合併症のチェックが抜けていた

この症例から学べたこと

☑ 糖尿病は多職種連携が大切であり，家庭医・総合診療医は糖尿病手帳の有効活用など統合的なケアの提供が重要である

☑ 電子カルテのフォーマットなどを利用し，合併症チェックを漏れなく行うシステムをつくることが重要である

☑ 紙カルテの場合は検査日程の漏れが出ないように工夫が必要である

患者：Cさん，60歳代，男性

　40歳代で2型糖尿病を発症し当院に定期通院，1年前より診療を引き継いで毎月診察を行っている。引き継いだ時点でのHbA1cは8％台であった。仕事は管理職でデスクワークが主であり，日常的に運動は行っていなかったが体重は10年以上維持されておりBMI 24程度で推移していた。食事は妻（看護師）がつくる食事を朝・夕はとっているが，昼食は外食が主で麺類や丼物が多いようであった。

　内服はBG薬とDPP-Ⅳ薬であった。紙カルテを確認すると初診時に眼科を受診しており，その後も半年ごとの通院指示が記載されており，Cさんに眼科通院について確認すると，「また時間をみて受診します」との返事があった。

　あるとき，Cさんより「最近仕事でパソコンを使っているせいか目の疲れが強い，何となく見えにくい感じがある」との訴えがあった。早期の眼科受診をお願いしたところ，「しばらく受診していないから行きにくい。他の眼科を紹介してほしい」とのことであった。その時

点で直近の眼科受診ついて尋ねると,「実は初診時に通院して以来,通院していない」とのことであった.すぐに眼科に紹介状を書き受診してもらったところ,前増殖糖尿病網膜症との診断でレーザー治療が開始となった.

慢性疾患のマネジメントで重要な合併症のチェックについて自身で集めるべき情報を集めておらず,患者からの言葉のみで判断してしまい「しくじり」を自覚した.

しくじり診療の過程の考察

初回外来で合併症のチェック状況を確認したつもりになっており,その後の眼科通院についてもCさんの言葉を信じてしまい糖尿病手帳などの利用やチェックを行っていなかった.

また,紙カルテでの診療であったこともあり,過去のカルテをさかのぼることが非常に大変でできていなかった.くわえて,家庭医や総合診療医が慢性疾患の患者を他科や多職種で連携してみていくために必要な,統合ケアの役割を担うことを意識できなかったことがしくじりにつながった.

こうすればよかった,その後自分はこうしている

慢性疾患を診療していく上で欠かせない他科や多職種との連携については,自分自身が患者の主治医として統合ケアを提供していることを常に意識するようにしている.糖尿病に限らず慢性疾患の患者のケアにおいて,カルテ記載をしっかり行うことが重要と考え,電子カルテの場合,評価すべき項目についてフォーマットを作成し利用している.

糖尿病においては,年に1回,特定の月に合併症強化月間として看護師とも協力し,Italian Society of Diabetologyの神経障害症候質問紙

表1 神経障害症候質問紙

糖尿病性神経障害スクリーニング

内容について,答えにくい点やご不明な点については空欄にして下さい。

番号	項目	0=なし 1=たまにある 2=いつもある
1	手や脚にヒリヒリするような痛み,感覚が鈍くなっている感じ,重い感じを感じたことがありますか？	0　1　2
2	脚や腕が熱くなるような感じ,刺すような痛みやそれ以外の痛み,こむらがえりを感じたことがありますか？	0　1　2
3	歩いているときに,泡や脱脂綿の上を踏んでいたり,地面がでこぼこしていたりするような感じがしたことがありますか？	0　1　2
4	火傷のような痛みや切ったときのような痛みを感じにくいことがありますか？	0　1　2
5	階段昇降時に脚の力が弱くなっていると感じたことがありますか？	0　1　2
6	ベッドから起き上がったときに気が遠くなったり,めまいがしたりしたことがありますか？	0　1　2
7	尿の出始めが出にくかったり,尿を溜めたり我慢したりすることが難しいと感じることがありますか？	0　1　2
8	下痢が特に夜間に起こることがありますか？	0　1　2
9	顔だけから大量の汗が出たことがありますか？	0　1　2
10	勃起を維持することが難しいですか？（男性のみ）	0　1　2
	合計	／20

ご協力ありがとうございました。

20点中4点以上を陽性(ただし,質問3,4,9,10のうちいずれかが2点であることが必須)
Sn 85　Sp 79　LR＋4.0　LR－0.19

文献1)より改変

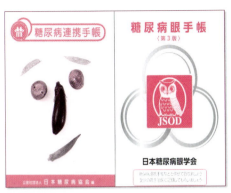

図1 糖尿病手帳

(**表1**)[1]，足所見のチェックを漏れが出ないように行っている．また，眼科受診についてはカルテ記載に加え，積極的に糖尿病手帳（**図1**）を利用することを心がけている．腎症のチェックについては，毎年患者の誕生月に院内で行う健診で必ずチェックすることにしている．

紙カルテの場合はフォーマットのようなものがないため，フォロー状況を把握することに苦慮しているのが実際である．現在行っているのは，カルテの表紙に年間の合併症チェックの表を貼り，チェックを行っている．すべての項目にチェックが終われば次の1年のチェック表を貼るようにしている．

 ベテラン先生 私はこうしている

多職種連携に加え，患者自身の主体的な治療参加につながる診療ができれば！

横井 徹 横井内科医院

このしくじりは，研修医・若手医師はもちろん糖尿病専門医やベテ

ラン指導医まですべての医師が経験します。糖尿病診療は，常に全身に気を配る広角的視野を要求されますが，多忙な外来診療の中，常にそのような「視野」を維持し続けることはどの世代の医師にとっても至難の業だからです。今回は，気づいた時点ですぐ眼科紹介につなぎ，結果として前増殖糖尿病網膜症の状態で治療開始できましたので決して遅すぎたわけではないと思います。その後，チェックリストや連携手帳などのツールを活用するなど，行動修正したことも素晴らしいです。電子カルテ運用の筆者も，糖尿病全身管理・慢性腎臓病（chronic kidney disease：CKD）チェックリスト（**表2，3**）のテンプレートを作成し，定期的に患者とともに確認し，漏れなく今後の合併症チェックができるように気をつけてはいます。

とは言えどんなに努力しても，その日の診療が立て込んでついうっかり，ということは今でもあり，その都度反省しています。医療提供側のほか，多職種連携で頑張ったとしてもどうしても「漏れ」は起こりえます。我々側の努力だけでは完璧を期することは困難ですので，患者にも当事者意識を持って協力してもらうことが必要と考えます。

この主治医は，日頃から合併症チェックの重要性を認識し，機会をとらえ患者にアプローチできている，と基本的には評価できます。その意味で「合併症のチェックについて自身で集めるべき情報を集めておらず，患者からの言葉のみで判断してしまった」ことがすべて「医療者のしくじり」だ，とも言えないと思います。この主治医は，誠実に患者に向き合っていたからこそこのように振り返ることができました。確かに完璧ではなかったかもしれませんが，完全な「しくじり」とも考えなくてもいいのではないか，と擁護したいです。

チェックリスト類の充実も素晴らしいと思いますが，今後は患者へも「無症候であるからこそ定期的な（年1回とか6カ月後など，具体的な提案がベストです）合併症管理が重要である」と日頃から説明し続

けることで，たとえ我々が忘れてしまっていても，患者自身から「そろそろ眼科チェックが必要ではないか」と言える環境をつくることも重要なのだと改めて感じました。我々の診療は常に患者との共同作業であるべきですね。

最後に，合併症チェックに係る他科受診について，患者に確認するとき，たとえば，「眼科通院されていますか？」よりも「最後に眼科に行ったのはいつですか？」と問うほうがお互いの気づきになりますので，最近はこの聞き方を多用しています。

表2　CKDチェックリスト

■十分な降圧
130／80（DM）　140／90（非DM）　75歳以上は140／90　過降圧（110未満）なし
■貧血
鉄欠乏なし　未検
■生活習慣
喫煙　蛋白制限　食塩制限　運動　水分管理
■アシドーシス
未検　HCO_3^-
■非CKDと同じ
脂質・尿酸・血糖管理
■腎負荷になる薬剤，サプリなど
なし

表2に示したのは筆者の電子カルテテンプレートである。自分自身のキーボード入力に便利なように作成したものなので，もしご活用いただける場合は，そのままは使わずに各項目の記載方法は各自工夫されたい

表3 糖尿病総合評価

■Data

空腹時血糖　　mg／dL　血糖　　mg／dL　食後　　時間値
総コレステロール　　mg／dL　中性脂肪　　mg／dL

■合併症

網膜症　神経症　しびれ　電撃痛
腎症Stage　　G　　A
血管合併症
大血管　末梢血管PAO
【1】禁煙　　歳で禁煙
【2】血圧管理　コントロール　OK
【3】BG導入
【4】脂質　変化なし　良好
【5】血糖　コントロール　OK
HbA1c　　％

■アスピリン

必要性(一次予防)可否

■予防接種

インフルエンザ　肺炎球菌　その他

■歯周病

■ED

■がん検診

胃　FOB　胸部　その他

表3に示したのは筆者の電子カルテテンプレートである。自分自身のキーボード入力に便利なように作成したものなので，もしご活用いただける場合は，そのままは使わずに各項目の記載方法は各自工夫されたい

文献

1) Gentile S, et al:Acta Diabetol. 1995;32(1):7-12.

part 2 | しくじり症例とその解決のヒント | 診断のしくじり

慢性疾患で定期通院している患者に進行胃がんが見つかった

この症例から学べたこと
☑ ヘルス・メンテナンスの提供でしか拾い上げられない疾患がある！

☑ 多忙な毎日の外来を，ヘルス・メンテナンスのために使えるような工夫が必要！

患者：Aさん，70歳，男性

　国民健康保険2割負担の患者。喫煙歴20本／日，20〜65歳。機会飲酒は多い。X年の6年前，健診で心電図異常のため近隣B病院循環器内科を受診した。冠動脈硬化症・高血圧・脂質異常症として内服加療が開始され，安定していたために筆者が勤めるC診療所へX年の前年6月，逆紹介となった。その他特記すべき既往歴なし。アトルバスタチンカルシウム（リピトール®）10mg／日，テルミサルタン・アムロジピン配合錠（ミカムロ®配合錠AP）1錠／日が処方されていた。紹介元のB病院では3カ月に1回のペースで受診をしていた。そのため，当院でも同ペースでの診療を希望した。初回血液検査では血算を含め大きな異常所見はなく，診察室血圧も良好であったことから，家庭血圧を確認してもらいながら，C診療所でも3カ月に1回の定期受診を了承した。

　X年3月，これまで3年に1回行われていた冠動脈CTを撮像した（B病院の放射線科医師も読影）。CT結果は，冠動脈硬化の進行を認めず，その他評価できる胸部〜上腹部にも明らかな異常所見を認めなかったため，X年4月の定期外来で説明し，X年7月の予約を取得しその日の

外来を終了した。この間、筆者が定期外来で診療したのは5回であった。

X年7月の予約日、外来キャンセルの電話が入った。「現在がんで治療中のため倦怠感で行けない、薬はB病院で処方してもらう」とのことだったが、当院で診療していた病名には「がん」とついていなかったために、電話をとった事務員が気になり筆者に報告した。筆者が患者の自宅に電話をすると、X年6月初旬、胃重感で当院とは別のD診療所を受診し、胃内視鏡検査で胃がんを疑われ、再度B病院を紹介され、受診。B病院で胃がんとして術前化学療法中とのことであった。後日、B病院主治医に情報提供を依頼したところ、診断名は「高度なリンパ節転移を伴う進行胃がん」と判明した。

しくじり診療の過程の考察

患者のカルテを読み返すと、X年3月には、月に2回ほど腰痛があるという訴えがあったが、経時変化や診察所見からは筋骨格由来と判断していた。

X年4月には、特定健診について相談があったため、特定健診とがん検診受診を勧め、国保からの案内を確認するように伝えていた。その2カ月後にはがんが症状を伴って診断されている。外来受診時の体重に減少はなかった(**図1**)。

①胃がんを疑うべき状態・症状とは

体重減少・腹痛・消化器症状(悪心・食欲不振・嚥下障害・黒色便)の頻度が高い(**図2**)[1]。早期満腹感は胃がんを積極的に疑う症状である。また、上部消化管悪性腫瘍の診断における感度・特異度、尤度比を**表1**[2]に示す。

②胃がんの早期発見、二次予防とは

わが国の胃がん対策型検診は、胃X線検査と胃内視鏡検査が該当する。50歳以上に対して、胃X線検査は1〜3年に1回、胃内視鏡検査

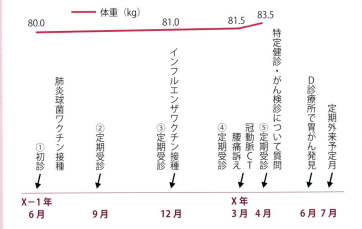

図1　初診からの経過

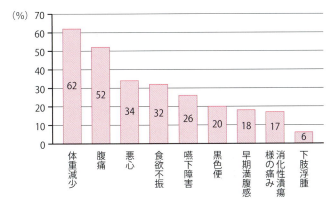

図2　胃がん診断時の症状

文献1)より引用

は2〜3年に1回の受診間隔が推奨されている．胃X線検査は以前より対策型胃がん検診として用いられてきたが，その根拠は，症例対照研究とそのメタ解析で男女ともに死亡率の減少がみられたことである[3]．

表1　上部消化管悪性腫瘍の診断における感度・特異度，尤度比

	感度	特異度	LR＋	LR－
嚥下障害	25	94	4.2	0.8
体重減少	24	93	3.4	0.8
消化管出血or貧血	17	90	1.7	0.9
45歳以上，男性，消化管出血or貧血	91	77	4.0	0.1

文献2）より作成

2014年度版のガイドラインでは，死亡率減少を示した症例対照研究をふまえて胃内視鏡検査も加えられた[4)5)]。だが，いずれの研究も小規模でありバイアスの懸念も残るため，死亡率減少効果の再検討が必要であるとガイドラインに明記された状態である。

　胃がんの罹患率は東アジアで高率であり，逆に北米・豪州・北欧では低率である（米国の胃がんの死亡率は日本の1／10程度）[6)]。米国ではスクリーニング介入の費用対効果の検証結果と罹患率から，米国での対策型検診による死亡率減少効果はないとしている。対策型検診を実施しているのは日本と韓国だけであり，国内からの大規模研究による有効性評価が待たれる。

③胃がんのリスク因子

　男性，喫煙，飲酒，*H.pylori*感染，萎縮性胃炎，胃部分切除後，放射線治療後，高塩分食，野菜・果物の摂取不足，人種（アジア系），低所得者などが挙げられている[7)]。

　*H.pylori*感染は，非噴門部胃がんの発症リスクが（報告により幅はあるが）3〜20倍と推測され，最大のリスク因子[8)]とされている。無症候性の*H.pylori*感染者に対して，除菌群と対照群で胃がん発症を比較した無作為比較試験では，メタ解析で初めて除菌が有効であるとされている。つまり，除菌をすれば必ずしも胃がんが発症しないわけではない。また，萎縮性胃炎や腸上皮化生が起こる前の早期に除菌するほうが，より有効である点にも注意が必要である。

こうすればよかった，その後自分はこうしている

　当院の外来では，機を見てヘルス・メンテナンスとして検診受診チェックをしている。またその備忘録をカルテに記載している。

　図1の経過からは，積極的に胃がんを疑えるような症状の訴えや検査結果は認められなかった。つまり，がん検診の受診を確認し胃がん検診未受診を拾い上げ，受診を推奨し促すことが，無症状に経過している段階でできる数少ない方法だと思われる。筆者はわが国の対策型検診の種類・推奨年齢・推奨間隔などを確認し，その地域における受診の仕方も含めて患者に案内するようにしている。また検診は，無症状の人に行う点ではエビデンスが重視されるため，エビデンスも含めて検討し，任意検診での受診も含めて患者指導ができることが理想だと思われる。そのためには，海外のデータが主にはなるが，USPSTF（米国予防医学作業部会）で元論文とその評価を含めた推奨の検討過程が示されているため，これを参考にして個々の患者への適応を検討する必要がある。この作業は1人の医師で行うのはかなり骨の折れる作業であるため，医師でチームとなり情報共有・意見交換をする場も非常に有用である。

最後に

　無症状に進行し，命に関わる病であるがんは，がん検診で早期発見できるものばかりではない。そんな中で，胃がんについてはわが国においてある程度妥当と考えられる検診方法がある。早期対応には，医師の情報提供と患者の実際の受診，またその後の適切な介入が必要になる。知識はあっても，「多忙な毎日の診療の中でどうヘルス・メンテナンスを提供するか」も課題であり，備忘録やアラートシステムなどの必要性を感じている。

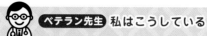

しくじり症例を「自助・互助・共助・公助」の連携によって解決していく取り組み

西山順博　西山医院

　まず，通院間隔・回数についてですが，3カ月に1回となりますと年4回（ワンシーズン1回）です。この回数では，患者は貴診療所をかかりつけ医とは認識しにくいのではないでしょうか？

　病状が安定していても最低2カ月に1回（年6回）の受診とし，「通院日以外でも調子が悪いときは自院へ相談して下さい」と付け加えます（共助）。そして，自院への受診（年6回）のうちの1回を市区町村での健診に当てます（もし職場で健診を行っている場合は結果を持参してもらいます）。また，健診では必ず腹部の触診も行います。そして，健診日に肺がん検診と大腸がん検診も勧めています。こうすることで患者の負担も減り，かかりつけ医として認知してもらえるように思います。

　本症例が高度なリンパ節転移を伴う進行胃がんであったなら，腹部触診で心窩部に所見があった可能性もあります。また，出血を伴う進行胃がんであれば，大腸がん検診でも要精査となったのかもしれません。

　胃がんについてですが，H.pylori感染が何よりのリスクです。感染経路は明らかにされていないものの，幼児・小児期に保護者からの経口感染があるのではないかと言われています。両親や兄弟に胃・十二指腸潰瘍や胃がんの既往がないかの確認も大切ですし，既に家族（子ども含め）がH.pyloriの除菌治療をしているかもしれません。また，H.pylori活動性胃炎に対する除菌治療が適応となった2013年2月頃より，胃部X線検査による胃がん検診（職場の検診含め）においても，胃がんだけでなく，胃背景粘膜から慢性胃炎を読影することが推奨され，

慢性胃炎と診断された患者は，内視鏡検査を勧められるようになってきています。内視鏡観察の胃背景粘膜所見より，H.pyloriの未感染，現感染，既感染が推測され，血液・便・尿などで確定診断後の除菌治療が行われ，胃がんのリスクが軽減されます。

　我々の地域では，これ以外に対策型健診として，胃がん検診（X線・内視鏡），乳がん検診，子宮頸がん検診と，肝炎ウイルス検診，胃がんリスク検診を受診することができます（公助）。こちらについては，年度替わりの4月と初診時に啓発するとともに，診療所の待合室にポスターを掲示するなど急性疾患で受診する患者にも見てもらえるように工夫し，慢性疾患で通院する患者が，自身の家族や知人に見せるために持ち帰るリーフレットも用意しています（自助・互助）。地域包括ケアシステムの中，共助や公助に頼るだけではなく，自助や互助が必要であると考えます。

文献

1) Fuchs CS, et al:N Engl J Med. 1995;333(1):32-41.
2) Fransen GA, et al:Aliment Pharmacol Ther. 2004;20(10):1045-52.
3) 坪野吉孝, 他：日消集検誌. 1999;37:182-5.
4) Hamashima C, et al:PLoS One. 2013;8(11):e79088.
5) Matsumoto S, et al:Indian J Gastroenterol. 2014;33(1):46-9.
6) Siegel R, et al:CA Cancer J Clin. 2014:64(1):9-29.
7) Karimi P, et al:Cancer Epidemiol Biomarkers Prev. 2014;23(5):700-13.
8) Malfertheiner P, et al:Gut. 2012;61(5):646-64.

part 2　しくじり症例とその解決のヒント　**診断のしくじり**

C型肝硬変の定期検査が抜けたら肝がんを発症していた

この症例から学べたこと

☑ 担当医が代わったタイミングでは検査などが抜けやすいので要注意

☑ 自分の負の感情に気づくことで「しくじり」を減らす

☑ 診療も経営も指導も生涯学習することが重要

患者：Yさん，70歳代，女性

　Yさんは，C型肝硬変で10年以上前から当院に通院していた。担当医も5人以上代わっていたものの，定期的な受診，検査，そして肝庇護目的の注射などを継続的に行っていた。

　筆者が担当しはじめて半年ほど経過した頃，Yさんが軽度の腹痛を訴えた。身体診察では特記事項なく，経過観察もしくは対症療法ができそうだと考えられた。しかし，YさんはC型肝硬変があるにもかかわらず，約9カ月間も腹部超音波検査をしていないことに気づいた。すぐに超音波検査を実施したところ，肝内に3cm弱の腫瘤が見つかった。専門医と相談し精査を進めたところ，肝細胞がんであることがわかった。

　Yさん，ご家族と相談し，他院の外科を紹介して根治的手術を行った。いったんは軽快退院したが，数カ月後に再発した。腹水も貯留し，腹部膨満感，倦怠感，食欲不振が増大した。手術を行った病院に連絡をとり再入院となったが，そのまま他界された。当院の超音波検査で腫瘤が発見されてから1年弱のことであった。

　C型肝硬変の発がん率は，年3〜8％ときわめて高率である[1]。C型

肝硬変患者は，肝細胞がんに対して超高危険群とされており，3〜4カ月ごとの超音波検査，腫瘍マーカー検査が推奨されている[2]が，Yさんの超音波検査は約9カ月間もあいてしまっていた。また，腫瘍マーカーも超音波検査で腫瘍が発見されるまで行えておらず，超音波検査と同様に9カ月間あいてしまっていた。定期的な検査が抜けたことにより肝細胞がんの発見が遅れてしまい，「しくじり」となった。

しくじり診療の過程の考察

筆者はその年，この診療所に新しく所長として赴任し，一度に数百名の患者を引き継いでいた。未熟で経験不足といってもよい自分は，この仕事量の増大に大いに戸惑っていた。Yさんを診療しはじめたのは，最後の腹部超音波検査から2カ月ほどのことであった。

以前に，高い利益を上げている病院に勤めていたことがあり，その経営方針に従えず退職した経験があった。「過剰な検査を追求せずとも，必要な検査を行うことで健全な経営ができるはず」という，今思えば根拠のない理想を持っていた。また，当時も家庭医はマイナーな存在であり，「家庭医として良い医療をしなければならない」という気負いもあった。

しかし，赴任先の診療所で目の当たりにしたのは，多くの過剰とも思われるルーチン検査であった。私の中に反発心が湧き起こった。検査をできるだけ控えようという気持ちが強くなりすぎたために，必要な検査まで抜けてしまった。その結果，今回のような取り返しのつかない事態になってしまった。

こうすればよかった，その後自分はこうしている

検査をしすぎることも，控えすぎることも適切ではない。目の前の

患者にとって，何が必要で，どのようなメリットとデメリットがあるかを患者に説明し，患者とともに決めていくべきである。多くの検査を希望する患者もいれば，そうでない患者もいる。なぜそのように考えているのかを尋ね，医学的な情報を継続的に伝えながら，一緒に意思決定していくことが重要と考える。最近では，徐々にそのような診療ができるようになってきている。

よく「親切なやぶ医者になってはいけない」という戒めを聞くが，本当の「やぶ医者」は検査をしすぎたり，控えすぎたりする医者ではなく，患者とともに決断しようとせず，さらにその責任を負おうとしない医者のことだと思う。

この症例を振り返ってみると，C型肝硬変の患者にとって必要な検査については当時も知識としては持っていた。しかしながら，それよりも自分自身の価値観を優先させてしまい，闇雲な診療を行ってしまったように思う。

今回の症例では，3〜4カ月ごとの超音波検査を行っていれば，もっと小さな段階で腫瘤を発見できたはずであるし，合間に一度でも腫瘍マーカーを計測していればその異変に気づけただろう。ガイドラインやエビデンスが示している通りであり，一呼吸置いて，少なくとも「UpToDate®」や「DynaMed™」を開いて確認すれば診療が改善していたかもしれない。当時はカルテを携えてひたすら患者と対峙していたが，今ではインターネット環境を整え，診療中でも常に情報にアクセスできるようにしている。

検査のタイミングについては，特に担当医が代わったときにミスが起こりやすいと言える。定期的な検査が抜けやすいことをあらかじめ考えて，事務や看護師，臨床検査技師など，他の職員の援助も得ながらチェックしていくことで漏れを減らすことができるであろう。電子カルテのシステムを活用することも一手である。

また，自分自身の負の感情に気づくことにより，検査が漏れやすく

なっている状況に対処できたかもしれない。今は適度にハウスキーピング（自己管理）[3]を行うことにより感情のゆらぎを制御しやすくなってきている。

標準的な医療を常に振り返ったり，専門医に相談したり，家庭医仲間のカンファレンスで相談することも重要である。専攻医を教える機会を持ち続けていることも，自分の診療を見直す良い機会となっている。

同時に，経営的な視点を深めることにより，今回のような不必要な感情を抑えることもできるはずである。そのおかげで赴任時に見ていた利益優先の風景は，今の筆者の目には全く別のものに映っている。

家庭医が生涯学習者として，診療だけでなく指導医として，経営者として成長することが，今回のような「しくじり」を減らしていく1つの方法であると考える。

 ベテラン先生 私はこうしている

検査スケジュールの共有意思決定（shared decision making：SDM）を

土肥直樹 相模原市国民健康保険内郷診療所

C型肝炎ウイルスによる肝細胞がんでは，細胞レベルの発がんから超音波で認識できるサイズに至るまでは年の単位を要しますが，超音波で認識できるサイズに至れば，個体差はあるものの，3カ月程度で腫瘍容積が倍加することが知られています。C型肝硬変，いわゆる超高危険群では，治癒が期待できる早期の肝細胞がんを発見するために3カ月に1回の超音波検査，1（～2）カ月に1回の腫瘍マーカー測定（AFPとPIVKA-Ⅱ）でサーベイランスを行うのが一般的で，保険診療上も認められています。超音波所見によってはdynamic CT／MRIを併用，禁忌例では造影超音波検査を施行することが多いです。

肝細胞がんの最適なサーベイランスについては，日本肝臓学会による「肝癌診療ガイドライン」[4]に稿をゆずりますが，情報社会にあって，ガイドラインは患者家族が容易に入手できるものです。必要なサーベイランスが行われずに不幸な転帰をたどった場合，医事紛争が起こり賠償命令を受けるケースが報道されています[5]。

　「患者が医師を代える」「患者が検査を希望しない」などのケースに備えて，筆者の診療所ではガイドラインなどを参考に，日頃から患者家族と共有意思決定（shared decision making：SDM）を徹底するとともに，あらかじめ検査スケジュールを立てておき，診療録やカレンダー形式の検査予定表に記載して，スタッフ全員で共有するように心がけています。

文献

1) 日本肝臓学会, 編:科学的根拠に基づく肝癌診療ガイドライン2013年版. 金原出版, 2013, p29.
2) 日本癌治療学会:肝がん治療アルゴリズム.
[http://jsco-cpg.jp/item/02/algo.html]
3) 草場鉄周, 監訳:The Inner Consultation 内なる診療. 第2版. カイ書林, 2014, p305-32.
4) 日本肝臓学会：肝癌診療ガイドライン2017.
[https://www.jsh.or.jp/medical/guidelines/jsh_guidlines/examination_jp_2017]
5) 日経メディカル：【裁かれたカルテ】定期的な検査を怠り肝がんの発見に遅れ 医師に注意義務違反、2000万円余の支払い命じる.
[https://medical.nikkeibp.co.jp/inc/all/hotnews/archives/417559.html]

part 2 しくじり症例とその解決のヒント　**診断のしくじり**

脂肪肝と思っていたら
肝がんを発症していた

この症例から学べたこと

☑ 解決済みのプロブレムであってもサマリーに挙げておく

☑ 担当医が替わっても以前の経過を把握できるようにする

☑ 血液検査や画像検査の実施頻度について検討する

患者：Mさん，70歳代，男性

　他院で降圧薬を処方されていたが，今後は当院から処方してほしいと10年前から通院されていた（当初は別の医師が担当）。

　当院への転院後，スクリーニングで実施した血液検査でAST，ALT，γ-GTPにそれぞれ50程度の上昇がみられた。Mさんによると，「これまで健診で肝機能異常を指摘されたことはなかった」とのことだった。追加でB，C型肝炎の検査（HBs抗原，HCV抗体）をしたところ，それぞれ陰性であった。次に腹部超音波検査を実施し，脂肪肝と診断された。減量，節酒などの生活習慣改善により，AST，ALT，γ-GTPともに低下傾向がみられた。以後，2～3カ月おきに血液検査で肝機能をチェックし，2年後にはそれぞれ20台に正常化した。それ以降は，おおむね半年ごとに血液検査を実施していた。

　筆者は8年前からこの患者の担当となり，症状がなくても半年ごとの血液検査を継続していた。経過中，AST，ALTが50程度に上昇することはあったが，節酒など生活習慣を改善することで数カ月後には正常化するエピソードが2度ほどあった。別の健康問題から7年前に腹部CTを撮影していたが，その際，肝臓に異常はみられなかった。

今回，定期的に行った血液検査で，AST，ALTに70台の上昇がみられたため，追加でB，C型肝炎の検査を実施したところ陰性で，腫瘍マーカーの上昇も認めなかった。これまでと同様の生活習慣改善を指示し，2カ月後に再検査をしたが，肝機能の低下はみられなかった。腹部超音波検査を実施したところ，肝内に多発性の占拠病変がみられた。近隣病院の消化器内科に紹介し，多発性肝細胞がんと診断された。

しくじり診療の過程の考察

　前任者のカルテは確認しており，肝機能異常のエピソードも認識していたが，脂肪肝という診断がされていたため，「脂肪肝の患者」という思い込みがあり，肝細胞がんの発症は予測していなかった。初回の肝機能異常であれば，肝炎などのチェックとともに画像検査も実施することにしているが，これまでにも「肝機能異常がみられたが生活習慣改善で低下した」というエピソードがあったため，画像検査のタイミングが数カ月遅れてしまった（幸いにも転移はみられず，肝細胞がんの治療経過は良好である）。

　定期的に血液検査で肝機能をチェックしていたものの，以前の肝機能異常は正常化していたため，プロブレムリストに肝機能異常を挙げておらず，画像検査は定期的に実施していなかった。

こうすればよかった，その後自分はこうしている

　当院はグループ診療制をとっているため，担当医が替わることも多く，患者ごとにサマリーを記載している。解決済みのプロブレムであってもサマリーに挙げておき，担当医が替わっても以前の経過を把握できるように，これまでにも増して心がけるようになった。

　慢性B，C型肝炎については，画像検査のフォロー計画などガイドラ

インで推奨されたものがある。今回のように「脂肪肝」と診断した患者について、どのくらいの頻度で血液検査や画像検査を実施すればよいのか、いまだに答えを見つけられていない。

 ベテラン先生 私はこうしている

脂肪肝の鑑別と進展が危惧される症例のフォローのしかた

雨森正洋　雨森医院

提示症例は、結果的には肝動脈塞栓療法（transcatheter arterial embolization：TAE）によりがんは完治し、「しくじり症例」とは言えない症例と考えます。さらに、本例では腫瘍マーカーも基準値内で、画像検査でしか発見機会のない症例でした。

さて、本例のような飲酒のある脂肪肝をみたときは、アルコール性と非アルコール性にわけて考える必要があります。ここで言う非アルコール性とは「1滴もアルコールを飲まない」という意味ではなく、エタノール換算で女性1日20g以下、男性では30g以下でみられる脂肪肝のことです。エタノール1日20gとは、日本酒なら1合、ビールなら中瓶1本に相当しますが、本例は節酒程度の指導であったので、アルコール性脂肪肝やアルコール性肝炎の状態ではなかったと推察されます。

一方、非アルコール性脂肪肝（non-alcoholic fatty liver disease：NAFLD）は、人間ドック検診者の約25％がその範疇にあると言われ、高度肥満で約80％、糖尿病では約50％、脂質異常症では約40％がNAFLDを合併しているポピュラーな病態です。NAFLDには、ほとんど病態の進行しない単純性脂肪肝である非アルコール性脂肪肝（non-alcoholic fatty liver：NAFL）と、肝硬変・肝がんと進行する可能性のある非アルコール性脂肪肝炎（non-alcoholic steato-hepatitis：NASH）

という予後の違う2病態があり，NAFLDの約10〜25％がNASHと推定されています。その鑑別・確定診断には組織的診断が必要とされていて，NASHの予後に寄与する組織所見は肝線維化[1]のみであり，NASHからの発がんもほかの慢性肝疾患と同様に，線維化が進行すれば危険度が増加します（NASHのうち約25％が肝硬変に進行し，その約25％で発がんすると言われています）。しかし，肝生検は侵襲的な検査であり，線維化進展評価のために経時的に何度も施行することは一般的ではありません。

一方，NASH肝硬変からの5年発がん率は約10％で，C型肝硬変の約30％より低値ですが，実はアルコール性肝硬変の約7％より高率です。

日本肝臓学会の「肝癌診療ガイドライン」[2]では，サーベイランス（発がんスクリーニング）は，超音波検査を，超高危険群（ウイルス性肝硬変）では3〜4カ月ごと，高危険群（ウイルス性慢性肝炎，非ウイルス性肝硬変）では6カ月ごとに行うことが提案され，同じ頻度で腫瘍マーカー検査（AFP，PIVKA-ⅡおよびAFP-L3分画）を実施することが推奨されています。さらに，超音波検査での小病変発見が困難であると考えられる症例（肝萎縮，高度肥満，粗糙な肝実質など）では，dynamic CTやdynamic MRI（Gd-EOB-DTPA造影MRIを含む）の併用を許容しています。

慢性肝疾患の肝繊維化の程度を確認する方法として，血液検査（AST，ALT，血小板）と年齢の4項目を用いたスコアリングシステムのFIB-4 indexがあります（**図1**）。ALTの平方根の計算があり複雑ですが，日本肝臓学会のHPの「肝臓学会関連の診察情報」でFIB-4 indexの計算サイトが案内されていて簡単に算出することができます[3]。

症例の提示情報では，生活指導などで脂肪肝による肝機能障害は一時軽快したようにみえますが，線維化の程度は不明でしたので，症例の先生に確認したところ，血小板が当初より18万以下で，肝機能，血

小板，FIB-4 indexの推移は**表1**のようになりました。

今回の症例は，「しくじり」には至りませんでしたが，血小板数的にもFIB-4 indexからも単純性脂肪肝ではなさそうですので，初回1度の画像検査で，経過観察が肝機能検査のみの採血では不十分だったかもしれません。なお，本症例は多発発がんの症例ですので，NASH肝硬変であっても今後は超高危険群に準じた綿密なフォロースケジュールが必要でしょう。

まとめ

・脂肪肝の疑われる症例では，FIB-4 indexを計算し，NASH例の拾い上げを行う

・NASH例で高度線維化が推定される症例は，ウイルス性肝炎の高危険群に準じた半年ごとの腫瘍マーカー（AFPとPIVKA-Ⅱの同時採血）と超音波検査でフォローする。高度肥満例では年1回，ほかのModalityでの評価も考慮する

$$\left(\begin{array}{c}\text{AST}\\ \text{(IU/L)}\end{array} \times \begin{array}{c}\text{年齢}\\ \text{（歳）}\end{array}\right) \Big/ \left(\begin{array}{c}\text{血小板数}\\ (10^{9}\text{/L})^{※}\end{array} \times \sqrt{\begin{array}{c}\text{AST}\\ \text{(IU/L)}\end{array}}\right)$$

※：0.1万/μL

判定

・2.67以上：NASHの可能性が高く，肝臓専門医に紹介し肝生検を考慮
・1.45以下：NASHの可能性は低く，肝機能フォローと心血管合併症の予防と治療をかかりつけ医や検診で実施
・その中間（1.46以上2.67未満）：肝臓専門医へ紹介し精査を推奨

図1　FIB-4 indexの算出方法

表1　発見までの血液検査値の推移

	年齢	血小板	AST	ALT	FIB-4 index
10年前	60	15.1	57	61	2.90
8年前	62	14.8	26	25	2.14
5年前	65	17.9	30	29	2.02
3年前	67	15.4	36	42	2.42
発見時	70	14.7	85	91	4.24

文献

1) Angulo P, et al:Gastroenterology2015;149(2):389-97.
2) 日本肝臓学会：肝癌診療ガイドライン2017.
 [https://www.jsh.or.jp/medical/guidelines/jsh_guidlines/examination_jp_2017]
3) 日本肝臓学会:FIB-4 index計算サイトのご案内（EAファーマ 提供）.
 [https://www.jsh.or.jp/medical/guidelines/medicalinfo/eapharma]

参考文献

▶ 川口 巧, 他:医事新報. 2014;4702:62.

part 2　しくじり症例とその解決のヒント｜**診断のしくじり**

嘔吐と心窩部痛を訴える39歳の女性に腹部CTを撮ったら……

この症例から学べたこと

☑ **女性患者の場合は，妊娠の可能性を常に念頭に置く**

☑ **検査日程が先の場合も油断しない**

患者：Nさん，39歳，女性

　Nさんはパチンコ店店員の主婦で，5歳と7歳の子どもがいる。主訴は嘔気・嘔吐で，家族歴と既往歴に特記事項はなかった。1年来続く食後すぐの嘔気と少量の嘔吐を主訴に，X年8月に当科（一般内科）を初診。毎食後少量だが必ず嘔吐し，吐物は食物残渣である。腹痛も下痢もなく，最近の体重減少もなかった。

●**身体所見**
- 結膜に貧血，黄疸なし
- 頭頸部や胸部に明らかな異常を認めない
- 腹部は平坦軟で圧痛なし。腸蠕動音正常
- 下腿浮腫なし

●**血液検査**
- 明らかな異常を認めず

　初診時は消化不良を疑い消化剤と整腸剤を処方し，胃内視鏡検査と腹部超音波検査を予約した。
　9月中旬に検査を施行し，胃内視鏡検査で表層性胃炎を認め，腹部

超音波検査では異常なしであった。9月下旬の再診時には，内服でも症状の改善を認めず，「ときどき心窩部痛がある」とのことでH_2ブロッカーを追加し，胃X線検査を予約した（10月上旬に実施し異常なし）。10月中旬の再診時には「食後の嘔吐は続いていたが，心窩部痛は改善してきた」とのことで，内服を継続し，1カ月後に再診とした。

11月8日の再診時，症状の改善がみられず精査を希望したため，造影CTとMR胆管膵管撮影（MRCP）を予約。問診で妊娠の可能性はないことを確認し，造影CTは11月22日に，MRCPは11月27日に予約，12月4日に結果説明とした。

11月22日の造影CTでは，腹痛，嘔吐の原因となる病変なし，子宮内に胎嚢が映っていた。

11月27日，MRCP予定であったが放射線科医師より連絡があり，検査前に診察。Nさんは妊娠を否定したが，最終月経は10月15日頃で，ここ1カ月以内に性交渉あり。月経が認められないのでMRCPは延期し，念のため産婦人科受診を指示したところ，妊娠6週であることが判明した。翌日，夫とともに来院するように指示した。

11月28日にNさんは1人で来院。内科部長とともに，放射線検査により胎児に影響が出る可能性を説明し，再度産婦人科を受診するように指示した。産婦人科の再診で，「もともと挙児希望はなく，今回の妊娠は浮気相手との妊娠であること」が判明。夫との性交渉は5年近くなかったという。Nさんは人工妊娠中絶を希望した。

しくじり診療の過程の考察

本症例では，嘔吐，腹痛の原因精査のために，腹部造影CT検査を施行したが，最終月経は10月15日頃であり，患者が11月8日の時点で「妊娠の可能性はない」と言っていたために，約2週間後にCT検査を予約した。胎嚢が映るというショッキングな所見を認めたが，挙児

希望なく，患者も気づいていない妊娠であり，被曝を回避するのが困難であった。

妊娠6週は絶対過敏期であり，最も放射線被曝を避けなければならない時期である。国際放射線防護委員会（International Commission on Radiological Protection：ICRP）は，ICRP Publication 84「Pregnancy and Medical Radiation」を公表しており，胎児奇形や精神発育遅延などの放射線影響に関する胎児線量の閾値（影響が発生する最低値）を100〜200mGyと勧告している[1)2)]。骨盤部CT検査は3回分に相当し，今回は造影をしているので，骨盤部を3回撮像しており，検査1回で閾値を超えてしまい，胎児への影響が懸念される状況であった。

検査予約時点で妊娠の可能性がなくても，検査日程が先の場合は，妊娠の可能性を考慮すべきであった。

こうすればよかった，その後自分はこうしている

予約時に妊娠が確定していなくても，妊娠可能年齢の女性の放射線検査には，避妊の指示，もし妊娠の可能性があれば，検査前に申し出るように指導するよう心がけている。

ベテラン先生 私はこうしている

「女性をみたら妊娠と思え」とは言うけれど……

紺谷　真　紺谷内科婦人科クリニック

このしくじりはクリアするのが難しいですね。筆者はこのトラップを避ける自信がありません。

Dr. Tierneyの箴言に **'In women less than forty with nausea and vomiting, a pregnancy test may save an expensive and extensive** evaluation.'[3]) がありますが，本症例のように1年以上続いている主訴で繰り返し受診する患者に対して，早期閉鎖を回避することは非常に困難だと考えます。しかも，問診で妊娠がないことを確認しています。早期閉鎖に陥りやすい状況をカバーするシステムが作られているにもかかわらず，それをすり抜けてしまったわけで，病院にとっても患者にとっても運がなかったと言いたくなるのが正直なところです。とは言え，今後に向けて何か改善点がないでしょうか？

　まず，妊娠の可能性に関する問診に工夫ができるかもしれません。単に「妊娠の可能性はありませんか？」と聞くよりは，**最終月経日を確認する**ほうが確実とされています[3]。Dr. Tierneyはあまり勧めていないようですが[3]，患者の羞恥心に配慮しつつ最終性交日を確認することも考慮しましょう[3]。当院は婦人科を標榜しているため，月経や妊娠について聞きやすい雰囲気があるのは有利なところです。一般的な診療所や病院でも，医師が日常診療の中で躊躇せず聞くことを習慣づけるとよいと思います。

　次に，確定診断を求められる病院では無理でしょうが，診療環境が許せば「妊娠可能年齢の女性には腹部単純X線撮影は行わない。腹部の精査はH＆Pとエコーのみ」をポリシーとしてもいいかもしれません。筆者はこの方針でやっています。もっとも，X線撮影をまったく行わないわけではありません。**表1**[4)]のように，腹部X線や骨盤X線と比べて胸部X線の被曝量は低いため，**胸部X線は同意の上で撮影しています**。

表1 妊娠期における主なX線検査時の胎児被曝量

検査	部位	平均(mGy)	最大(mGy)
単純X線	腹部	1.4	4.2
	胸部	<0.01	<0.01
	静脈性尿路造影	1.7	10
	腰椎	1.7	10
	骨盤	1.1	4
	頭蓋骨	<0.01	<0.01
	胸椎	<0.01	<0.01
透視検査	上部消化管造影	1.1	5.8
	注腸検査	6.8	24
CT	腹部	8.0	49
	胸部	0.06	0.96
	頭部	<0.005	<0.005
	腰椎	2.4	8.6
	骨盤	25	79

文献4)より引用

文献

1) ICRP(国際放射線防護委員会):ICRP Publication 84(Pregnancy and Medical Radiation).
 [http://www.icrp.org/docs/ICRP_84_Pregnancy_s.pps]
2) 河村愼吾:治療. 2003;85(4):1441-7.
3) 上田剛士:第23章 悪心・嘔吐. 診察エッセンシャルズ. 新訂第2版. 松村理司, 監, 酒見英太, 編. 日経メディカル開発, 2016, p259, 261.
4) ICRP勧告翻訳検討委員会:妊娠と医療放射線, 日本アイソトープ協会, 1-22, 2002.

part 2 しくじり症例とその解決のヒント｜診断のしくじり

胃腸炎だと思っていたら シガテラ中毒だった

この症例から学べたこと
☑ 当たり前だが，胃腸炎を疑ったら食歴を詳細に聴く
☑ 食中毒のローカルファクターを把握しておく
☑ 離島でも周辺地域の中毒情報を参考にする
☑ 少しでも臨床経過に疑問を感じたら，他疾患を再度鑑別する

 患者：Hさん，80歳代，女性

　筆者が沖縄県の離島診療所で勤務していたときの症例である。
　もともと診療所に定期通院中の患者で，高血圧と脂質異常症に対してアムロジピン5mgとアトルバスタチン10mgを定期内服していた。とても元気な方で毎日，畑仕事を頑張っていた。
　そんなHさんが夏のある朝，来院前日からの嘔吐と下痢を主訴に診療所を受診した。いつものHさんと違い笑顔はなく，とても苦しそうだった。受診時，バイタルサインは安定していた。
　症状は，前日から2回の嘔吐と，その後続く5回程度の水様下痢だった。下痢の色はなく，ほとんど水とのことだった。渋り腹はなく，悪寒戦慄もなかった。感染性胃腸炎の可能性を考え，周囲に同様な症状の方がいないかどうかを確認したところ，同居の長男夫婦も同様の症状があった。食事歴を聞くと，前日の昼は宴会があり，その席で生野菜，刺身や手作りの惣菜を食べていた。前日の朝や夜は通常通りの食事だった。脱水所見はなく，整腸薬を処方し3日後経過フォロー予定とした。

翌日の早朝，救急隊より電話があり，「自宅でHさんが動けなくなっているところを家族が発見し，119番があった」とのことだった。運び込まれたところで診察すると，末梢冷感が強く脈拍も微弱で遅い徐脈性ショックの状態だった。心電図モニターをつけると，そこには「脈拍数40/分」の文字。急いでアトロピン0.5mgを静注した。心電図では明らかなST変化はなく洞調律だった。心エコーでも明らかな心嚢液はなく，壁運動に大きな異常はなかった。

バイタルサインが落ち着いたところで，患者から症状を再聴取すると，口と手足のしびれがあるとのことだったため，宴会で食べた魚の種類を聞くと，地元漁師が釣った「イシガキダイ」（**図1**）だった。沖縄近郊ではイシガキダイにシガトキシンが蓄積していると言われており[1]，本症例の最終的な診断はシガテラ中毒であった。診療所で12時間経過観察し，アトロピン静注頓用を数回使用することで再度ショック状態になることはなく，状態は改善した。

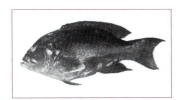

図1　イシガキダイ

しくじり診療の過程の考察

今回のしくじり診療ポイントは2点あり，

①食事歴の詳細な問診が抜けていたこと

②食中毒のローカルファクターを把握できていなかったこと

である。

感染性胃腸炎を疑った場合，その原因微生物を推定するため，詳細な食事歴を聴取する必要がある[2]。また，潜伏期間に関しても原因微生物によってその幅は広く，5時間〜5日とされている（**表1**）[3]。今回は普段とは違うものを食べた前日の宴会の食事メニューに原因が

表1 感染性胃腸炎の代表的な原因食品と潜伏期間

病原体	代表的な原因食品	潜伏期間
腸炎ビブリオ	魚介類の刺身,すし類	10～24時間
サルモネラ	卵および卵製品,洋菓子類	5～72時間
	加熱不十分な食肉	平均12時間
病原大腸菌 (腸管出血性大腸菌以外)	弁当や給食を原因とする事例の発生があるが,多くの事例では原因食品の特定が困難	12～72時間
カンピロバクター	鶏肉,牛生レバー,殺菌不十分な井戸水	2～5日
ロタウイルス	飲料水,食物	1～3日
ノロウイルス	カキなどの貝類	1～2日

文献3)より引用

あった可能性がある。本症例でもそこまではわかっていたが,あまり症状が強くなかったことから,具体的な食事内容まで聴取することを怠った。

今回の事例が起こったのは,南の離島である。さらに,食事歴から魚を摂取したという経緯があった。沖縄県近海ではシガトキシンに毒化された魚がおり,それを摂取することによって起こるシガテラ中毒が毎年のように発生している。当離島でも発生する可能性が十分にあり,常に周辺地域の中毒症例の発生状況を押さえておく必要があった。しかし,当地域では直近の発生は9年前であったため[4],住民や診療所スタッフもその可能性を考えるには至らなかった可能性がある。

こうすればよかった，その後自分はこうしている

　感染性胃腸炎を疑ったときには，徹底した診療姿勢が大切である。あのとき，初診時の適切な問診でシガテラ中毒の可能性に気づいていれば，悪化は避けられなかったかもしれないが，Ｈさんの意識状態が低下する前に対応することができた可能性があり，患者・家族を不安にすることはなかったかもしれない。

　もちろん，この症例以降に感染性胃腸炎を疑った場合は，症状が出る前の食事から48時間以内に食べたものに関して詳細な病歴聴取をするように心がけている。

ベテラン先生 私はこうしている

感染性胃腸炎を疑ったときは食事に関する問診を詳細に

一瀬直日　赤穂市民病院

　このしくじりは，夏場にみられた嘔吐下痢症状から感染性腸炎と診断し，脱水所見もなかったため対症療法で帰宅としたものの，翌朝救急搬送で再来しシガテラ中毒であることが判明した症例です。ただ，経験が少なければ，初診時に沖縄という土地柄から本疾患を鑑別診断に挙げるのは難しく，「しくじり」とまでは言えないでしょう。

　食事に関する問診は，時間をさかのぼって思い出してもらいながら，できるだけ3日前まで聞くことにしています[5]。細菌性腸炎であれば，焼肉やバーベキューが原因の腸管出血性大腸菌で溶血性尿毒症症候群になった例，冷蔵庫で保管していた生ハムなどの食肉加工品やスモークサーモンなどの魚介類加工品からの*Listeria monocytogenes*で髄膜炎になった例，十分に焼けていない焼き鳥が原因のカンピロバクターで敗血症・髄膜炎になった例があります。これらは，当院での15年間

の外来で複数例経験しています。厚生労働省のホームページでも食中毒の原因がわかりやすく解説されています[6]。

一方，ウイルス性腸炎であれば，カキなどの二枚貝によるノロウイルスやA型肝炎がよく知られています。特にノロ胃腸炎の場合，加熱していても，また調理場の汚染により貝を食べていない人にも発症することがあり，本人の食事内容を聞くだけでなく，カキを扱う店での外食の有無まで聞き取っています。

嘔吐下痢症状が強いために，最初の問診で本人から食事内容を聞き出せないときもあります。その場合は，点滴や投薬など行って少し症状が落ち着いてから，再度思い出してもらっています。入院してから数時間経ってようやく思い出して教えてくれることもあります。

患者は何も思い当たる食べ物がないと言っていたものの，後から家族が来院して詳しく聞いた結果，認知症を発症しているために，スーパーで同じ種類の生肉を食べきれないくらい繰り返し買ってきており，消費期限が切れたものを調理し食べていたため胃腸炎症状を繰り返していたことが判明したという例もあります。

ちなみに，医学生のときの細菌学実習で，スーパーで買ってきた生肉にどれくらい細菌が付着しているか調べるという面白い経験をしました。大腸菌やカンピロバクター，サルモネラといった食中毒原因菌が当然のように多数検出されたことにも驚きましたが，古くて汚そうな精肉店の生肉からは検出されず，新しい高級スーパーのものからは検出されたことに同級生の多くが驚きました。「外見」ではわからないのが食物汚染であることを改めて知る貴重な経験を得たことは，現在の診療にも大変活かされています。

文献

1) 玉那覇康二:マイコトキシン. 2013;63(1):55-65.
2) 佐田竜一:JIM. 2014;24(8):724-8.
3) 和歌山市感染症情報センター:感染性胃腸炎.
   [http://www.kansen-wakayama.jp/page/page010.html]
4) 太田龍一, 他:中毒研究. 2018;31(3):261-4. 2018.
5) Alexandraki I, et al:Acute viral gastroenteritis in adults. UpTodate, 2018.
   [https://www.uptodate.com/contents/acute-viral-gastroenteritis-in-adults]
6) 厚生労働省:政策について 食中毒.
   [https://www.mhlw.go.jp/stf/seisakunitsuite/bunya/kenkou_iryou/shokuhin/syokuchu/index.html]

part 2 しくじり症例とその解決のヒント｜診断のしくじり

湿疹と思ってステロイド軟膏を小児に処方したら膿痂疹だった

この症例から学べたこと

☑ 感染症か湿疹か迷ったら，専門家にコンサルトするか，感染症の治療を先行させるほうが安全

☑ 鼻の周りの湿疹は膿痂疹の可能性が濃厚として考える

☑ 適切な間隔でフォローアップできないならステロイドは処方しない

患者：Oくん，4歳，男児

2日前から鼻先に発疹が出ていた。かゆみが強く，ぼりぼりとかいている。もともと乾燥肌があり，よく湿疹ができるがステロイド軟膏を塗ると治る。最近は薬を切らしていた。

「いつもの湿疹が悪くなったものだと思うので，ステロイドを処方してほしい」という保護者の主訴で受診した。視診では，鼻腔の周囲にびらんを伴う紅斑が数個ある。いつもの湿疹と考えて，ウィーククラスのステロイド軟膏を処方した。

3日後，悪化したため他院皮膚科を受診した（図1はイメージ）。さらに皮疹がひろがっており，伝染性膿痂疹の診断で，抗菌薬治療が開始となった。その後，治癒したとのことである。

鑑別診断を考えずに短絡的に処方してしまったことで，「しくじり」を自覚した。

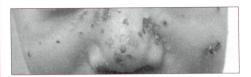

図1 鼻腔周囲にびらんを伴う紅斑

しくじり診療の過程の考察

もともと乾燥肌があり，過去にもステロイド軟膏で改善する湿疹を繰り返していたことで，今回も同じ経過であろうという"利用可能性バイアス"が働いた。

ステロイド軟膏を処方するときに悪化する可能性がある疾患を鑑別に挙げることを忘れていた。また，びらんがある場合に伝染性膿痂疹と湿疹をどう見わけるのかを知らなかったため，しくじりにつながった。

こうすればよかった，その後自分はこうしている

湿疹にステロイドを処方するときには，最低限，「伝染性膿痂疹と単純ヘルペスの可能性がないと言えるか」と自問している。

その後，先輩医師から，「鼻孔周囲の皮疹は膿痂疹の可能性が高い」と教えてもらい，鼻孔にかかるびらんや紅斑をみたときには，まず，抗菌薬を処方して，数日後にフォローして改善を確認している。

その他の部位などで診断に迷うときは，専門家にコンサルトするか，「間違えるなら安全なほうに間違える（最初からステロイド軟膏は処方しない）」ようにしている。目の周りのヘルペスを湿疹と間違えてステロイド軟膏を処方しかけたときには，このときのしくじりを思い起こして，ヘルペスの治療を優先することができた。

ベテラン先生 私はこうしている

SAMPLE聴取を忘れずに

芦田乃介　あしだこども診療所

　小児科では発疹性疾患を診るケースがとても多いです。本症例のような感染性の発疹もあれば，アトピー性皮膚炎，虫刺されや草にかぶれたブツブツ，そして原因不明の発疹，いろいろな疾患があります。それを一瞬で判断できることはそれほど多くはありません。

　それでは筆者はどうしているかと言うと，まずは発疹が出る前後の経緯を詳しく聞き取ります。このとき役立つのが小児二次救命処置（pediatric advanced life support：PALS）で用いられるSAMPLE聴取です。Signs and symptoms（自他覚症状＝発疹以外の症状も含めて，あとは患児の訴え），Allergies（アレルギー＝薬物，食物に対して），Medications（薬物＝今回の発疹に使用した薬物），Past medical history（病歴＝既往歴），Last meal（最後の食事），Events（イベント＝発症につながる出来事，たとえば草むらで遊んだなど），この6つのポイントは必ずチェックします。それと患児の生活環境（幼稚園や保育所に通っているか，周りに同じような発疹が出ている子どもがいるかなど）も忘れてはいけません。これらの情報と実際の発疹の性状から，感染性疾患なのかそうでないのかが浮かび上がってきます。

　しかし，これだけで100％診断がつくことは残念ながらありません。その場合，筆者ははっきりと，今の段階ではきちんとした診断がついていないことを保護者に伝えています。「〇〇ちゃんのブツブツはとびひ（伝染性膿痂疹）の可能性が高いと思います。しかしそれ以外の病気もあるかもしれません」。ただこれだけでは保護者は不安になりますよね，ですから次のように続けます。「そのためにきちんと検査をしておきましょう。ブツブツのところに伝染性膿痂疹の菌がいるか

どうかを調べておくと，今回の病気のことがはっきりします」。そう言って必ず培養検査を行っています。特に伝染性膿痂疹は，昨今薬剤耐性菌の割合が高まっています。抗菌薬適正使用の観点からも治療開始前の培養検査はとても大事ですし，また培養検査は患児本人の負担にまったくならないので，躊躇なく行うべきだと考えています。そして最後に，「検査結果が出るのに数日かかるので，もし良くならないようであればその頃に受診して下さい。そのときは今日の検査結果を見て治療を見直します」と伝えます。症状が良くならないときの具体的指示を出すことで，保護者に安心してもらえます。

発疹性疾患は治療の効果判定が明らかです。そのため，つい医療者側が焦って安易な方向に走りがちです。筆者も若い頃にステロイドを安易に使ったこともあります。しかし，それで病状が悪化したとき保護者との信頼関係にヒビが入ってしまいました。それからは，「最善を尽くしてもわからないときはそれを正直に伝える勇気を持つ」ことにしました。

「たかがとびひ，されどとびひ」。common diseaseの伝染性膿痂疹からも学ぶことは多いです。

part 2　しくじり症例とその解決のヒント　**診断のしくじり**

子どもをインフルエンザと診断したらその後クループだったと判明した

この症例から学べたこと
☑ 自宅での様子をていねいに聴取することが肝要
☑ 流行にまどわされてはならない

患児：Uくん，2歳5カ月，男児

　3日前から鼻汁があり，2日前に咳が出はじめ，前日の夕方から38.0℃の発熱があるということで来院した。保育園に通園しており，インフルエンザが大流行しているという。5歳の兄が一昨日インフルエンザと診断されている。普段からときどき鼻汁，咳などの症状で来院しており，上気道炎と診断し去痰薬などを処方することがあった。

　受診時は37.9℃。全身状態は良好で，咽頭に軽度発赤があった。呼吸音に異常はなかった。待ち時間や診察時にときどき咳をしていた。周囲の流行状況などから，臨床的にインフルエンザと診断し，年齢を考慮してオセルタミビルを処方し，帰宅とした。

　後日，「兄の登園許可書を記載してほしい」と保護者が来院した際に，Uくんが受診当日の夜に激しい咳で病院の夜間救急外来を受診し，クループと診断されたということを聞いた。

　インフルエンザ流行期の発熱ということで，診断が惑わされたと感じた。後から母親に聞くと，受診前夜の咳は少し苦しそうだったものの，朝になったら少し落ち着いていた上，診察時には特に時間経過による症状の変化について問われなかったために，夜間の咳については

伝えなかったということだった。

しくじり診療の過程の考察

Uくんは，今までにも何度も上気道炎で来院している児であり，普段の様子を比較的よく知っているという慢心があった。インフルエンザ流行に伴い混雑した外来，濃厚な接触歴などから，症状の経過を詳細に聞かずに診断してしまったことがしくじりにつながった。

基本に立ち戻り，病歴の詳細な聴取，全身の診察・観察を行うことで，クループの可能性を想起することは可能だったと考えた。

こうすればよかった，その後自分はこうしている

予防接種や急性疾患でよく来院する児であっても，また，数日前の受診の「続き」であっても，経時的に病歴を聴取し，必ず全身の診察をするようにしている。また，診察前に看護師が予診をとっている場合でも，経過を改めて聞くようにしている。snap diagnosis が重要であることは確かだが，それにとらわれないように心がけている。また，患児が自宅でどのように過ごしているか（熱があっても楽しく遊んでいるのか，夜に咳や熱などで起きることがないかなど）も必ず聞くようにしている。

保護者には，帰宅してからの観察ポイントを細かく伝えたり，熱型表を渡したりするとともに，今後起こりうる症状変化についても伝えている。必要時はプリントを渡すこともある。

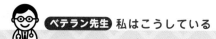
ベテラン先生 私はこうしている

まず致死的疾患を除外し，クループ症候群は原因をつきとめる

児玉和彦 こだま小児科

　まず，この症例は「避けようがなかった」と言ってよいと思います。クループ症候群は，昼には特有の咳はみられないことが多く，日中の診察時にクループ症候群だと気づかないことはありえます。小児科診療のレベルをさらに上げるために，この症例から以下のことを学んでほしいと思います。

インフルエンザの合併症に気をつける

　クループ症候群は自然軽快しますが，インフルエンザの合併症には見逃すと致命的になるものあるため，心筋炎，脳症に特に気をつけます。多数の患者が受診するインフルエンザ流行期の診療では，バイタルサインがとりにくい小児であっても最低限，脈拍数と呼吸数はチェックします。特に**体温に似つかわしくない徐脈**があった場合には，ていねいに心筋炎の除外をします。脳症は痙攣で受診することが多いですが，**「なんとなく変な感じがする」**という保護者の訴えを軽く扱わないように慎重に意識状態を評価しましょう。

クループ症候群の診断と治療を知る

　クループ症候群は，「犬が吠えるような（犬吠様：bark-like）咳，あるいはオットセイ（一部ではアザラシとも）が鳴くような咳を特徴とする急性症状で，嗄声や喘鳴を伴うことがある状態」をもって**臨床的に判断**し，検査は通常不要です。原因は，ウイルス性の上気道感染に続発するもの（**仮性クループ**）のほか，アレルギー性のもの（**痙性クループ**）があります。真性クループとはジフテリアのことです。さらに，犬吠様咳嗽の小児をみたら**異物誤嚥**や**アナフィラキシー**を除外するこ

とを忘れてはなりません。仮性クループの原因はパラインフルエンザウイルスがほとんどですが，RSウイルスやアデノウイルス，インフルエンザウイルスでもクループ症候群を起こしますし，麻疹ウイルスが原因のこともあります。インフルエンザウイルスのクループ症候群はパラインフルエンザより重症度が高いという報告もあります[1]。

犬吠様咳嗽は1〜2日続き，**夜間に悪化します**。日中の外来で診察したときには，stridorがないか，少しでも特徴的な咳がないかに注目します。

安静時にstridorと陥没呼吸があれば中等症以上ですので，ステロイド全身投与に加えてエピネフリン吸入を行い，**3〜4時間院内で経過観察**します。特に，日中に症状が強いときは要注意です。特徴的な咳だけの軽症例であれば内服ステロイドを処方して帰宅可能です。

日中の軽微な症状を見逃さず「今は大丈夫そうに見えても，夜間に悪化するかもしれないよ」とひと言声をかけることができる医者がプロフェッショナルです。

文献

1) Peltola V, et al:Pediatr Infect Dis J. 2002;21(1):76-8.

part 2 しくじり症例とその解決のヒント　**診断のしくじり**

若い女性に聞きそびれたら性感染症だった

この症例から学べたこと

- ☑ 女性の腹痛をみたら性感染症を疑う
- ☑ 最終月経，妊娠の可能性については問診のときに尋ねる
- ☑ 必要な場合には遠慮なく性感染症の可能性についての問診も行う

患者：Sさん，30歳代，女性

　生来健康で当院の受診歴はなかった。母親は高血圧症で当院へ通院している。

　3日前の夕方より右腹痛が起こった。便秘によるものと考えていたが改善せず食欲不振もある。痛みが悪化してきたため受診した。

　歩行時に右腹部に響くような痛みがある。じっとしていると痛みは軽いが動くと悪化するため，ゆっくりと歩行し診察室に入ってきた。発熱，吐気，下痢，便秘はなかった。2カ月前に人工妊娠中絶を行っており，「その後，生理はまだない」ということであった。独身であり，人工妊娠中絶をしたことは母親には言っておらず，「内緒にしてほしい」と言われた。

　診察のためにベッドに移動し臥位をとろうとすると痛みは増強した。右腹部全体に圧痛，叩打痛があり，反跳痛も認めた。McBurneyに圧痛を認めた。妊娠反応は陰性であり，急性虫垂炎を疑い，病院外科に紹介した。

　後日，病院の婦人科から返事があり，「Fitz-Hugh-Curtis症候群，当院外科よりコンサルトされました。疼痛部位は右中腹部から上腹部で，

血液検査は軽度の炎症反応，CT検査では虫垂は正常でした。付属器の圧痛，帯下の増加があり上記疾患を疑い，尿検査よりクラミジアを検出いたしました。アジスロマイシンの内服処方にて症状は改善しました」と書かれていた。

しくじり診療の過程の考察

女性の腹痛ということで妊娠関連疾患は考えた。「人工妊娠中絶後，生理がまだない」ということだったため，妊娠反応検査を行い陰性は確認していた。腹膜刺激徴候もあったため，妊娠関連ではなさそうと考え外科に紹介した。

紹介状の返事で「Fitz-Hugh-Curtis症候群」と診断されたと知らされ恥ずかしい思いをした。今から考えてみると，以下のことから，虫垂炎による腹膜炎とは異なる臨床症状だったと思われた。

①腹膜刺激徴候はあったがじっとしていると痛みが治まっていた
②ベッドに臥位になったり，起き上がったり，側臥位になったりするような「体動時」の痛みを強く訴えていた
③発熱がなかった

また，人工妊娠中絶を行って間もない時期で，母親にはそのことを内緒にしており黙っているように依頼された。そのため，それ以上踏み込んだ家庭環境については尋ねにくい雰囲気になってしまった。

また，普段みていない若い女性患者に対して生理のこと，妊娠のこと，パートナーのことなどを問診するのには抵抗があった。詳しい問診ができなかったことが，鑑別疾患で抜け落ちる原因だったとも考えられた。

こうすればよかった，その後自分はこうしている

この症例後は，腹痛などの症状があった場合は，「女性で腹痛がある場合は，妊娠や性感染症も考えなければならないのでみなさんに聞いているのですが……」と前置きをして問診するように心がけてはいる。それでもドクハラ，セクハラと思われるのではないかと内心ビクビクしている。

ベテラン先生 私はこうしている

「前置き」「止まったときの身体診察」「3つの鑑別診断」で乗り越えよう

大野毎子 唐津市民病院きたはた

このしくじりは，非選択的に患者をみる総合診療医の外来では，よく起こることだと思います。社会的要因も含めた複数の要因が絡む中，ごく短時間でマネジメントしなければならない場面が多々あるからです。

この症例から学ぶ論点を2つ挙げたいと思います。1つは，普段みていない女性患者に性生活などについて聞きにくいという点です。男性であれ，女性であれ，性的マイノリティの人であれ，性生活について聞くことは，どの医者にとっても，どの患者にとっても，尋ねづらさや答えづらさを伴うものと考えます。

症例の先生はその後，「女性で腹痛がある場合は……」と前置きをするようになったということですが，とても良い方法だと思います。筆者も聞きづらいことを聞くときはこの方法を使います。たとえば，「これはみなさんに伺うことですが……」とさらっと話を始めたり，「お答えしづらいことかもしれませんが……」と切り出したりします。未成

年などで保護者同伴の場合は,「診察しますから,お母さんは待合室でお待ち下さい」と言って,患者本人だけになったときに聞きます。これらは性生活以外の問診にも使えます。

またドクハラ,セクハラにとられることを避けるためには,問診や腹部・陰部の身体診察の際に,看護師など自分以外を診察の補助として同席してもらいます。問診で患者がそのスタッフがいることを気にして話さないようであれば,患者の視界に入らないカーテンの影などへスタッフに移動してもらい,会話を聞いていてもらいます。これはハラスメントを予防し,また患者からあらぬ訴えをされないように自己防衛の意味もあります。

もう1つは,医師の感情面が問診や診断に悪影響を及ぼすという点です。臨床推論において,診断エラーの重要な因子として医師が抱く感情が挙げられています。この症例のように,医師としてよく知っている患者である母親に対し,その娘から「内緒にしてほしい」と言われれば筆者も動揺すると思います。性の問題だけでなく,患者が診察室で泣く,怒るなど感情的になったとき,また自分が失態をしたときなど,動揺することはままあります。診察に集中できなかったり,思考過程がゆがんだり,いつも通りの診察手順を踏めないこともあります。そんな中で身体疾患の鑑別を冷静に行い,重症度を考え正しく対処するのは至難の業ではありますが,だからこそ日々訓練が必要です。

動揺したときには,頭を冷やす意味で身体診察が大切だと考えています。「(思考が)止まったときの身体診察」が合い言葉です。腹痛だとしても,あえて頭部から足先までひと通り診察します。この時間で自分の気持ちの整理ができたり,忘れていた質問や鑑別疾患を思い出したりすることがあるからです。また,鑑別疾患についてはまず「重症度はどうか,最も大事なことはなにか」と考えます。動揺しながらも「この症例は中等症で後方医療機関の受診が必要」というところに

たどりつくことができれば，最低限のことはできた考えます。症例の先生は，鑑別診断でFitz-Hugh-Curtis症候群が抜け落ちたことを残念に思われているようです。直感的な診断や思い込みを避けるためには，網羅的鑑別診断列挙法のVINDICATE-Pなどを利用しようと言われています。しかし，筆者はとっさにこんなにも出ないので，後方病院に送るような症例は，自分の中で最低3つの鑑別疾患を挙げることにしています。今回の症例提示では，鑑別は腹膜刺激症状がある30歳代女性ということで，急性虫垂炎，子宮外妊娠などの妊娠関連疾患を挙げています。2つまでは挙げているので，「あともう1つは？」と考えると次は骨盤内炎症性疾患が入ってきたかもしれません。

　また，自分が動揺しやすい症例の傾向が見えてくることがあります。30歳代女性の診察は何かしら失敗することが多いなどというような不安がよぎるようであれば，「これはいつもの私が動揺するパターンの患者だ。あえて淡々と診察しよう」と心の準備をし，バイアスにそなえる場合もあります。

　以上，ご参考になれば幸いです。

part 2 | しくじり症例とその解決のヒント | 診断のしくじり

ずっとみていた患者の パーキンソン症状がわからなかった

この症例から学べたこと

☑ パーキンソン症状の出はじめが表情の乏しさ，抑うつ，便秘などで，振戦ではないこともある

☑ 患者の生活上の支障に対する対症療法的な対応だけでなく，その原因への対応をおろそかにしない

☑ 診療を引き継ぐタイミングは，診断の見直しのタイミングにもなる

症例　Tさん，70歳代，女性

　Tさんは認知機能低下と歩行不安定のため通院困難となり，筆者が赴任する数年前から訪問診療が行われていた。

　筆者が診療を引き継いでから，表情が乏しく，抑うつ傾向があることに気がついた。といっても，認知機能低下（認知症とは言われていなかった）という情報もあったため，それが認知機能低下に伴ったものなのか，気分障害なのか，はっきりと指摘することができなかった。椅子からの立ち上がりが不良で，介護保険で手すりのレンタルをされていたが，この症状について夫にいつ頃からか尋ねても，「かなり前から」とのことで，はっきりとしたことがわからなかった。

　いよいよ口数も少なくなり，ときどき事実とは異なる妄想のような発言をするようになった。自分がみている半年ほどの期間だけでも，少しずつ病状が進行してきているように感じられた。認知症なのか，気分障害なのか，それ以外の何かなのか，当時医師3年目であった筆者には判断がつかなかった。Tさんと夫に，「一度，現在の症状につい

て専門の先生に相談してみませんか？」と提案すると，すぐに了承が得られた。その後，精神科のクリニックに紹介したところ，「気分の問題もあるけれど，それよりも神経内科領域の問題があるかもしれないので，自分のよく知る専門医の先生に紹介させてもらえないか」と返事があった。そのときは，精神科の医師が何を疑っているのかピンときておらず，手紙にも何の疾患を疑っているかについては書かれていなかった。

ほどなくして，「Tさんにはパーキンソン症状があるため，症状に対する治療を開始する」と神経内科の医師から連絡があった。そういえばTさんには便秘もあったが，これもパーキンソン症状の一環だったのかもしれない。

かなり昔の事例で詳細な経過が不明瞭であり，この症例が認知症を伴うパーキンソン病だったのか，レビー小体型認知症だったのかは，定かではない。

当時，「パーキンソン症状と言えば振戦」と思っていたところもあり，Tさんの緩徐に進行する運動症状と精神症状をパーキンソン症状と結びつけることができず，対応が遅れてしまった。

しくじり診療の過程の考察

診療を引き継いだこともあり，初めてみた状態を患者のベースラインとして受け入れてしまい，認知機能低下と歩行不安定の原因を十分に検証できていなかった。そして，前に診療していた医師は自分の大先輩であり，「何か問題があれば見つけて対応しているだろう」と暗に思ってしまっていた。ベースラインからの振れ幅で考えると，表情が減ったことと抑うつ傾向が目立った変化であったため，気分障害という部分的な解釈から精神科への紹介となってしまった。本来であれば，未検証の歩行不安定の原因と合わせて検討すべきであった。

歩行不安定については介護保険によって手すりなどが取りつけられており，夫の介護への慣れもあり，生活上の支障がそれほど大きい状態ではなくなっていたため，積極的な評価が遅れてしまった。

　以上のことが重なりしくじりにつながった。

こうすればよかった，その後自分はこうしている

　診療を引き継ぐ際に患者に認知機能低下や歩行不安定がある場合，その原因を自分で再検証し，既知の診断で症状が十分に説明可能か再検証を行っている。画像がある場合は画像も確認し，十分に説明がつかないと考えれば，改めて診断を考え直している。何か不明な点がある場合は，たとえ大先輩であっても，失礼のないように以前の状況や評価を直接尋ねるようにしている。

　診療を引き継いで直ちに何か気づいたとしても，患者と家族へは慎重対応が必要であると思う。患者と家族との信頼関係という意味では，前医に一日の長があるので，新しく赴任した医師がいろいろなことを変えようとすると，患者や家族から「信用の置けない先生」と思われかねない。患者や家族がどんなことで困っているかを探り，しっかりと関係性を築き，タイミングを見計らって，自分の考える新しい評価や今後の対応について相談をしていくようにしている。この際，あくまでも断定的な話し方はせず，患者や家族の考えを聞きながら，望ましい意思決定を支援する立場をとるようにしている。

　現在は介護保険制度や地域のリソースについても詳しくなり，生活機能障害への応急対応を迅速に進められるようになったが，それでも生物医学的に修正可能な根本原因への対応をおろそかにしないように気をつけている。この点については自分で気をつけるだけではなく，現在はグループ診療の強みも生かして，ときどき自分以外の医師が自分の受け持ち患者を診察するようにしている。話に聞くだけと，実際

に自分でみるのとでは，得られる情報量が大きく違ってくるため，実際にみてみる機会をつくり出す努力をすることも大事であると思う。

また，パーキンソン症状の初発症状が振戦以外であることがむしろ多いことも念頭に，身体の固さ，気分障害，自律神経症状，姿勢反射障害，表情の乏しさ，会話の減少など，いろいろな部分からパーキンソン症状が存在する可能性を考慮するようにしている。その後，主訴が「気分の落ち込み」の初診患者で，最終的にパーキンソン病の診断に到達した症例も経験した。便秘は高齢者にはありふれた症状だが，転倒のエピソードがある場合は他にパーキンソン症状がないかも積極的に調べるようにしている。

ベテラン先生 私はこうしている

多彩な症状を呈するパーキンソン病──非典型的症状にも注意しよう

川上忠孝　新小山市民病院

このしくじりでポイントとして考えられるのは以下の2点です。1つ目は，「引き継ぎの時点で先入観を持ってしまった」可能性です。引き継ぎまでの数年間に認知機能低下と歩行不安定があったのですが，「もともと認知症があって，腰が悪くてロコモティブ症候群などでだんだん動けなくなったのだろう」という思い込みがあったのかもしれません。診断が今ひとつはっきりしない患者の場合，引き継ぎの際にはその申し送り事項を鵜呑みにするのではなく，疑ってみることが必要です。2つ目は，患者の症状をしっかりと観察・診察して評価することが十分ではなかったのではないかということです。パーキンソン病などの診療に慣れていない医師にはやや敷居が高いかもしれませんが，動作緩慢があり認知機能低下や精神症状を認める患者をみた場合

は,「ひょっとしたらパーキンソン病では?」と疑ってみることも心がけたいものです。

ここでパーキンソン病診察時の要点を簡単にまとめてみます。パーキンソン病の振戦は,動作時や姿勢時ではなく安静時に目立つのが特徴で,よく見ると左右差を認めますし,わかりにくいときは暗算負荷などをすると目立つようになります。パーキンソン病の筋固縮には,一様な抵抗を感じる鉛管様固縮と,ガクガクと間欠的な抵抗を感じる歯車様固縮の2通りがありますが,わかりにくいときは,検査するのとは反対の手を握ったり開いたりする(誘発)と,より感じやすくなります。無動は運動量も運動の速さもどちらも減少してきます。歩く姿勢を観察すると,前傾姿勢,つま先を開かない小刻み歩行,腕の振りが小さい・歩行時に手が震えるなどの特徴を認めます。

初期パーキンソン病の症状の基本は①安静時振戦,②筋固縮,③無動の3つです。現在は④姿勢反射障害(突進現象)も含めて四大徴候と言いますが,姿勢反射障害はパーキンソン病の中期以降に出現する症状であり,病初期から認める場合はむしろ進行性核上性麻痺(progressive supranuclear palsy:PSP)など,他の疾患を考えるポイントになります。最近のパーキンソン病の考え方としては,Langstone[1]が提唱しているParkinson complexという考え方のように,パーキンソニズム(運動症状)はパーキンソン病という疾病のごく一部にすぎず,それ以外の症状(非運動症状)がきわめて多彩なのが特徴と言えます。非運動症状のみでパーキンソン病を疑うことはほとんど不可能ですが,一般内科の先生には,パーキンソン病の非運動症状の中でも自律神経症状(便秘,低血圧),レム睡眠期行動異常(rapid eye movement sleep behavior disorder:RBD),抑うつ状態,嗅覚低下などの複数の症状を呈する患者をみたときには,パーキンソン病の可能性を頭の片隅に置き,四大徴候などの運動症状の有無をしっかり

と観察・フォローするよう心がけて頂ければと思います。

　この症例の先生は，このしくじりを契機として引き継ぎ患者の症状や画像などに注意を払い，自分なりに疑問があるときにも患者に伝えるタイミングを見計らっているなど，その後は非常にしっかりとした対応をされているので，引き続き研鑽を積んで頂ければと思います。

文献

1）Langstone JW:Ann Neurol. 2006;59(4):591-6.

part 2 　しくじり症例とその解決のヒント　診断のしくじり

DV疑いがある場合は
どこへつなげたらよい？

この症例から学べたこと

☑ 虐待・DVはセンシティブな問題であり，聞き方に工夫が必要
☑ 確信を持って虐待・DVと言い切れることはめったになく，ほとんどがグレーな状態に見える
☑ 疑い事例を扱うには関係者の連携が重要かつ必須
☑ 1人で抱え込む必要はない，1人で抱え込まない

患者：Uちゃん，8歳1カ月，女児

　Uちゃんは，特に大きな既往のない8歳1カ月の女児。道路で転んだとのことで母親と救急外来に来院。左肘〜左前腕を痛がっている。BT：36.6℃，HR：75/分，RR：20/分，SpO$_2$：98％。

　受傷状況を聞いてもはっきりとした答えが返ってこなかった。電子カルテの記録には直近の2年に2回の骨折の既往があり，身体診察上，両大腿に古い内出血の痕あった。「新旧混在した外傷を認めるときは虐待の可能性を疑え」と教わったことを思い出し，女児と2人で話す必要があると考えた。「もう少し診察させて下さいね」と母親に待合室で待つようにお願いし，診察室で「いろいろなところにけがの痕があるけど，誰かに何かされたということはない？」と聞いてみた。はっきりとした答えは出てこなかったため，仕方なく診察を終えた。撮影したX線上は骨折を疑わせる所見はなく，転倒による打撲として三角巾による固定で応急処置をし，帰宅とした。

　診察後，「虐待の可能性ってどう判断すればよいのかわからないな」

「疑いながら診察することはできたけど……」「本当にあれだけでよかったのか」と思っていたところ，翌日，母親から病院にクレームの電話がかかってきた。「娘に『あのあと何されたの？』と聞いたら，『誰かに何かされたの？って先生に聞かれた』と言っていた。これって私の虐待を疑っているってことですよね？失礼じゃないですか！」と母親は激怒していた。

　責任者と相談の上，「けがをしているお子さんには虐待の可能性を疑って聞くことがあります。誤解を与えたなら申し訳ありません」と謝罪したが，「何でこうなってしまったんだろう……」と心にもやもやが残った。

しくじり診療の過程の考察

　本例では，虐待・DVを疑った後の情報収集の方法が良くなかった。虐待・DV（あるいは性感染症）のような個人的な問題を扱う際には，患者のみと話ができる状況を"上手に"作り出す必要がある。自身の診療の流れの中で，そうなる状況を前もって知っておき，その機会を意識的に利用できるようにならなければならない。次のような例が挙げられる。

　①身体診察の際，同伴者に退出してもらい，1対1になる
　②検査の際，検査室まで同伴し，検査室で1対1になる

　肌を大きく露出させる必要があったり，性器の診察を伴う場合は，①のように身体診察の際に同伴者に退出してもらうことが有効である。一方，そうした診察を行うことが不自然あるいは不要であったり，小児のように常に同伴者がいるほうが自然な状況では，X線，CT，超音波といった検査の際に1対1になることを利用するほうがよい。本例でも，X線をとる必要があれば，X線室で話を聞くべきだった。

　また「疑いながら診察することができた」だけでは不十分である。

本例がどの程度,虐待・DVの可能性があったかは,実際の場の印象によって変わるだろう。しかし,確かに疑ったのであれば,その先へつながなければならないし,つなぐ方法,解決する方法を知っておかねばならない。

こうすればよかった,その後自分はこうしている

虐待・DVの難しさは,どこからが虐待・暴力かしばしば判断に困り,どの段階で通報・通告をすればよいのか迷うところにある。通報・通告は,被害者・加害者・医療者の関係に影響を与え,時として重大な事故・事件につながりうる。「もし大事になってしまったらどうしよう」と不安になったり,守秘義務の観点から問題にならないか不安に思うことは当然だろう。虐待・DVの問題では,そうした不安により医療者が孤立してしまう現象[1]も指摘されている。

そうした孤立を防ぐために重要なことが,関係者との情報共有とチームづくりである。

①院内で虐待・DV疑い事例を扱っている人・部署がどこか知っておく

まず,今働いている・働き始めた病院内に虐待・DVを扱っている人・部署がないか確認しよう。それは内科・外科・小児科・産婦人科の医師であったり,事務職であったり,あるいは虐待防止委員会,相談センターといった専門のチームがあるかもしれない。院内における正当な診療の範囲内での情報共有において守秘義務が問題となることはない。

②院内になければ,関係機関に聞いてみる

そのような人・部署がなかったり,1人で診療をしている状況においては,外部の関係者との連携が重要になる。小児であれば児童相談所[2],DVであれば配偶者暴力相談支援センター[3],障害者であれば障害者虐待防止センターや障害者権利擁護センター[4],高齢者であれば地域包括支援センター[5]が相談窓口となる。これらは虐待・DVの当事者だけ

でなく，医療者にとっての相談窓口にもなっている。自身の経験した例が虐待・DVと言えるものなのか，対応が必要なものなのか相談することができる。

③個別事例の相談に抵抗があれば，一般論として気軽に尋ねる

個々の事例の通報・通告にあたっては，小児虐待，障害者虐待，高齢者虐待はそれぞれの虐待防止法によって通報・通告が求められており，「守秘義務に関する法律の規定は，通報（または通告）をする義務の遵守を妨げるものと解釈してはならない」とされている。一方，DVについては「その者の意思を尊重するよう努めるものとする」とされ，原則として本人の意思を確認した上で行う必要がある。

しかし，個人を特定できる情報を含まない一般論の相談はまったく問題ない。虐待・DVを日常的に扱っている部署はそれをよくわかっており，うまく相談する工夫を知っている。たとえば「個別の事例の相談ではないのですが，○○のようなケースは一般にどう対応すればよいでしょうか？」「○○のような事例を最近聞くのですが，どのような対応をとればよいでしょうか？」といったかたちで相談することができる。またその際，「改めて相談したほうがよいのはどのような状況か」と聞いておけば今後に備えることができるだろう。

虐待・DVを1人で抱え込む必要はなく，1人で抱え込んではいけない。「お気軽に相談下さい」は当事者だけでなく，医療者に対するメッセージでもある。

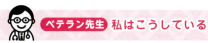

少しでも虐待を疑ったらするべきこと

中山明子　大津ファミリークリニック

　直近2年に2回の骨折がある8歳女児となると，診察するモードを切り替えなければなりません。さらに，このケースにおいては新旧の傷があり，確実に虐待を疑わなければならないケースです。

　一般医療機関における子ども虐待初期対応ガイド[6]（日本子ども虐待医学会HPよりダウンロード可能）では，「繰り返す骨折」を見つければ，保護者に「くる病や骨形成不全症の可能性が否定できないので病的骨折の精査が必要」，また多発性の出血斑があれば「出血傾向などの血液疾患の精査，頭蓋内出血合併の防止のために精査が必要」などと説明し，入院可能かどうか検討する必要があります。また，児の顔を入れて近接・遠位写真も撮影し，写真内にはスケールと個人，日時の特定ができるものを一緒におさめておくことをおすすめします。特

児童福祉法第25条（要保護児童発見者の通告義務）
要保護児童を発見した者は，これを市町村，都道府県の設置する福祉事務所若しくは児童相談所又は児童委員を介して市町村，都道府県の設置する福祉事務所若しくは児童相談所に通告しなければならない（抜粋）。
児童虐待の防止等に関する法律第6条（児童虐待に係る通告）
1 児童虐待を受けたと思われる児童を発見した者は，速やかに，これを市町村，都道府県の設置する福祉事務所若しくは児童相談所又は児童委員を介して市町村，都道府県の設置する福祉事務所若しくは児童相談所に通告しなければならない。
2 前項の規定による通告は，児童福祉法第25条の規定による通告とみなして，同法の規定を適用する。
3 刑法の秘密漏示罪の規定その他の守秘義務に関する法律の規定は，第1項の規定による通告をする義務の遵守を妨げるものと解釈してはならない。

に年齢が小さければ小さいほど，疼痛部位や受傷機転などの説明が難しく，大事に至るかもしれないという危機感を持って対応して下さい。

児童福祉法第25条の規定（前頁囲み部分）に基づき，児童虐待を受けたと思われる児童を発見した場合，すべての国民に通告する義務が定められています。

Child Firstという言葉を聞いたことがあるでしょうか？ 何よりも優先されるのは子どもの安全確保です。子ども虐待の通告は大切で，守秘義務違反にはならず，通告者は守られます。ただし，情報を持っているのが誰かということで通告者が発覚してしまうこともあるので，保護者の許可を取って伝えることが最も信頼関係を保てる方法です。「児童相談所に連絡します」と伝えると角が立つので，「心配なので保健師さんにこのことを伝えてもいいですか？」と，筆者は伝えることにしています。保健師への連絡を拒絶する場合，ますます虐待の可能性は高くなります。

保護者との会話から考えると，今回の虐待の疑いはさらに強まり，やはり通告しておいたほうがよい内容と言えます。カルテにも，「保護者とこのようなやりとりがあるため，虐待の疑いがある」と，わかりやすく記載しておくのがよいでしょう。

虐待かもと思ったら，児童相談所全国共通ダイヤル"189（いちはやく）"がありますが，児童相談所とは別に，市区町村には児童虐待相談担当課があるため，事前に電話番号をぜひ調べておいて下さい。

文献

1) 椿　恒雄:総合診療. 2017;27(11):1502-6.
2) 厚生労働省:全国児童相談所一覧(平成29年4月1日現在).
[https://www.mhlw.go.jp/bunya/kodomo/dv30/zisouichiran.html]
3) 内閣府男女共同参画局:配偶者暴力相談支援センターの機能を果たす施設一覧(平成30年7月2日現在).
[http://www.gender.go.jp/policy/no_violence/e-vaw/soudankikan/pdf/center.pdf]
4) 厚生労働省:障害者虐待防止法に係る通報・届出窓口一覧(平成28年1月20日現在).
[https://www.mhlw.go.jp/file/06-Seisakujouhou-12200000-Shakaiengokyokushougaihokenfukushibu/PDF_18.pdf]
5) 厚生労働省:地域包括ケアシステム.
[https://www.mhlw.go.jp/stf/seisakunitsuite/bunya/hukushi_kaigo/kaigo_koureisha/chiiki-houkatsu/]
6) 日本子ども虐待医学会:一般医療機関における子ども虐待初期対応ガイド「通称:一般医向けマニュアル」.
[https://jamscan.jp/manual.html]

part 2　しくじり症例とその解決のヒント　**診断のしくじり**

救急外来で大丈夫と思って帰宅させたら直後に救急搬送された

この症例から学べたこと

☑「ルーチンで」「なんとなく」検査をオーダーすべきではない
☑ 診断がついていないのに「念のため抗菌薬」は処方すべきではない
☑ 高齢者の訴えや身体所見は非典型的になることがあるので，慎重に鑑別すべきである

患者：Aさん，80歳代，女性

　Aさんは高血圧で他院通院中。嘔吐を主訴にして独歩で夜間救急外来を受診した。バイタルサインは血圧：130/80mmHg，HR：90回/分，体温：35.8℃であった。夕食後に突然気分が悪くなり嘔吐を1回した。「少し頭痛もするし，ふらつく」ということで家人が心配して連れてきた。患者本人は元気そうに見えて，適切に受け答えできていた。

　初期研修医であった私は「頭痛と嘔吐から脳卒中の除外が必須である」と考えて頭部CT検査をオーダーし，なんとなく血液検査も追加した。頭部CT検査では異常は指摘できなかった。血液検査では，白血球：15,000/μL，CRP：1.2mg/dLであった。先輩医師に相談したところ，「念のため抗菌薬を処方しておいたほうがよい」ということだったので抗菌薬を処方した。Aさんに説明したところ，とても感謝されて笑顔で帰宅された。

　3時間後，仮眠をとっているところを先輩医師に起こされた。救急搬送されてきた患者は先ほど診察したAさんであった。意識障害あり，低血圧性ショックの状態であった。最終診断は気腫性腎盂腎炎による

敗血症性ショックで即入院となった。そのときに初めて目にした,「不整形に散大した瞳孔」を今も忘れることはできない。

嘔吐と頭痛から「脳卒中さえ除外できればよい」と考えてしまい,内科疾患からくる嘔吐を鑑別しなかったために「しくじり」が起きたことを自覚した。

しくじり診療の過程の考察

研修医として当直したときに,致命的な頭痛を既にいくつか経験しており,「突然の嘔吐と頭痛を訴える患者は,神経学的所見に異常がなくても,くも膜下出血を考えて頭部CTを撮る」というルーチン思考ができあがっていた。血液検査で白血球増多があったが,嘔吐によるストレス反応と解釈した。敗血症の診療経験もあったが,CRPが低かったことと発熱がなかったので,重症な感染症は否定的と考えた。それらによって,原因は特定できていなかったが,「致死的な疾患はなさそうだから,抗菌薬を投与しておけばよいだろう」と思ってしまった。病歴や身体診察を十分にとらずに検査に頼ってしまったばかりに重症感染症の初期症状を見逃した。

高齢者を診療するときには,感染症でも典型的な症状が出なかったり,体温が上昇しなかったり,著明な頻脈にならないことがある場合を念頭に置くべきであった。CRPは感染初期には上昇しないので,CRP陰性だからといって感染症を除外せずに,「ふらふらする」という訴えが起立時の低血圧症状ではないかと原因検索をすればよかった。脳卒中が否定されたあとに,白血球増多を認識したときには,早期の感染症かもしれないと考えて身体診察しなおすべきであった。

こうすればよかった，その後自分はこうしている

それからは，嘔吐のような非特異的な症状を認めたときにはVINDICATE-Pのような鑑別疾患を広く考えるフレームワークを使うようにして，疑わしい疾患に対して適切な検査とは何かを考えるようにしている。その後，嘔吐と頭痛を主訴にして受診した緑内障発作の高齢者や，糖尿病性ケトアシドーシス（DKA）の成人患者を経験した。

 ベテラン先生 私はこうしている

系統だったアプローチを心がけるべし

林　寛之　福井大学医学部附属病院

このしくじりは，診断名を明確にせずにお茶を濁したところにあります。高齢者は非典型例が多く，くも膜下出血を除外したのは正しいです。また，この症例は心筋梗塞でもおかしくないものです。高齢者の嘔吐を見たら，①まず何が何でも心筋梗塞を除外すべきです。症状が続く場合は，1回の心電図で判断してはいけません。しつこさが大事です。次に，②頭・耳，③腹部，④全身疾患と鑑別していきます(表1)。

妊娠可能な女性であれば，悪阻の可能性を必ず除外すべきです。感染症でも化学受容体が刺激され，患者は嘔吐します。CRPは感染症以外でも上昇するため，安易に感染症と結びつけてはいけません。感染症を疑うのであれば，尿路，呼吸器，胆道系などの感染巣をしっかり同定して治療方針を決めるようにします。感染症がある場合，quick SOFAを確認しましょう。39.5℃以上の敗血症の死亡率が15.5％であるのに対して，来院時平熱の場合，死亡率が36.3％にもなるので，決して平熱は安心できません[1]。

高齢者の感染症では，発熱を認めないことも多くあります。嘔吐，

息切れ（呼吸困難），立つことができない（全身倦怠感，足に力が入らない，転びやすい），意識変容（食べない，急に呆けた？）などの非典型的訴えに敏感になる必要があります。非典型主訴で受診した場合，抗菌薬投与が遅れ（1.6 vs. 0.8時間），死亡率（34 vs. 16％）も上昇してしまいます[2]。

表1　嘔吐の鑑別診断

心臓		心筋梗塞，心筋炎
頭部	頭	くも膜下出血，脳血管障害，脳腫瘍，髄膜炎，高血圧性脳症，片頭痛，緑内障，一酸化炭素中毒，側頭動脈炎，脳静脈洞血栓症，急性大動脈解離，精神疾患など
	耳	BPPV，Ménière病，前庭神経炎，内耳震盪など
腹部	消化器	腸閉塞，虫垂炎，胃腸炎，便秘，膵胆道系疾患，肝炎，悪性腫瘍，ヘルニア，腸重積症，上腸間膜動脈症候群など
	産婦人科	異所性妊娠，悪阻，卵巣捻転など
	泌尿器科	尿管結石症，精巣捻転
	血管	大動脈瘤切迫破裂，大動脈解離，腸間膜動脈閉塞症
全身	内分泌疾患	糖尿病性ケトアシドーシス，副腎不全，甲状腺疾患，電解質異常（高Ca血症，高・低K血症），尿毒症
	薬剤・中毒	アスピリン中毒，アセトアミノフェン中毒，テオフィリン，有機リン，メタノール，大麻，NSAID，ジギタリス，抗がん剤，鉄剤，モルヒネなど
	その他	感染症，口腔内機械的刺激など

文献

1) Sundén-Cullberg J, et al:Crit Care Med. 2017;45(4):591-9.
2) Filbin MR, et al:Crit Care Med. 2018;46(10):1592-9.

part 2 しくじり症例とその解決のヒント　**診断のしくじり**

寝たきりの認知症高齢者の食欲不振が咽頭がんだった

この症例から学べたこと

- ☑ 認知症に惑わされず病歴や既往，嗜好歴などを見直し鑑別を立てる
- ☑ 意思の疎通がとれない患者ほど，身体所見をしっかりとる
- ☑ 定期的な高齢者総合機能評価（comprehensive geriatric assessment：CGA），口腔ケア，難聴がある場合には外耳道の確認を行う

患者：Uさん，80歳代，男性

　Uさんは，通院が困難になったということで訪問診療目的で紹介された。寝たきりではあったが，ベッドをヘッドアップすれば自分で食事をとれていた。認知症のため意思の疎通が難しく簡単な応答程度であったが，家族は診察時には同席することがほとんどなかった。

　1年半くらい経過したところで徐々に食欲が落ちてきていたが，家族も積極的な検査は希望せず，認知症の進行と考え経過をみていた。数カ月後に発熱で呼吸苦が出現し，家族が入院を希望したため紹介したところ，咽頭がんであることがわかった。最初に受け取った紹介状を見直すと，喫煙歴やアルコール多飲の病歴も記載されていた。

　認知症の進行と考え思考停止し，食欲不振として鑑別することが抜けており，「しくじり」を自覚した。

しくじり診療の過程の考察

　ADLが低い状態で認知症も重度であったため，食欲不振を仕方ない

ことだと思っていたふしがあった。家族があまりUさんに関心がないように思えていたこともそれを後押ししていたと考える。しかし，本来なら自分が関わるようになった際に行うべきCGAや口腔ケアなどの確認がおろそかになっていたこと，症状が出た時点で病歴や既往を確認し，鑑別診断を考えての身体所見をとらなかったことがしくじりにつながった。

こうすればよかった，その後自分はこうしている

最初の訪問診療の際には，あらかじめ用意したフォーマットに従い，CGAや口腔ケア，難聴がある場合の外耳道の確認を行い，それを誕生日のタイミングで定期的に再評価するように注意し，家族が同席しないことを本人への関心という軸だけでとらえず，家庭内の事情も確認し，定期的に話ができるようにしている。

また，何か症状が出現した場合は病歴の聴取と鑑別診断，バイタルサインを含め身体所見をきちんととるように努めている。

 ベテラン先生 私はこうしている

チームの力で確証バイアスを回避しよう

佐々木隆史　こうせい駅前診療所

このしくじりは，筆者もよくやります。患者の発熱の原因が褥瘡感染であると，あとでわかったことがありました。日常のあわただしい中，我々はいろいろな認知バイアスにとらわれてしまいます。

複数医師が訪問診療を担当している場合は，簡単な「？」症例でも日常的に意見交換する場を設けるとよいかもしれません。しかし，筆者のように基本的に1人で訪問診療を行っている場合は，「多職種から

いかに情報をもらうか」が生命線と考えています。頻度から考えても「咽頭がん」<「認知症進行による食思不振」が多いと思います。ただ，それが確証バイアスになって，「この患者は認知症進行による食思不振かもしれない」を，「この患者は認知症進行による食欲不振だ」と，いつの間にか事実にしてしまいます。忙しい日常で，この確証バイアスから逃れるのは難しいことです。また，家族が無関心だと，自分の思った通りの状況に納得してくれるはずという「偽の合意効果」も働きやすく，確証バイアスをより強固なものにすると言われます。これを回避する方法は，critical thinking（批判的思考）や，他者からの意見をもらうことです。ゆえに筆者は，いかに他の職種から意見をもらうかを大切にします。ただこのケースの場合は，診断学の問題なので，なかなか多職種からの意見は難しいですね。医師には気づくことができなくても，医療界には医師を中心とした権威勾配が在宅の現場でもまだまだ存在しています。その権威勾配をいかに緩やかにして情報を得るかです。

　筆者が行っていることは，在宅チームとリアルタイムに情報をやり取りすることです。訪問診療が終わったら，いまだにFAXではありますが，居宅療養管理指導書を居宅事業所や訪問看護ステーションにすぐ送っています。また，訪問看護師とは，患者氏名を出さずにLINEでのやり取りをし，時間と手間の壁を低くして情報が入りやすくしています。筆者のいる滋賀県湖南市はそれほど大きくないので，訪問看護師，ケアマネジャーは普段から顔の見える関係ですし，行政も医師同士や多職種が交流する会合の定期開催を後押ししてくれています。

　自分のスケジュールの中でcritical thinkingの時間を定期的につくるとよいですね。筆者は，月1回の多施設強化型診療所カンファレンスで，必ず「？」を1例は出しています。網羅的・俯瞰的にとらえられるCGAを行うことは，critical thinkingにつながりやすいよいきっかけづ

くりだと思います。

　言い逃れではないですが，この患者に食欲不振の症状が出たときに，「咽頭がんです！！」とびしっと診断をつけられると「医者的にはかっこいい」かもしれませんが，その診断に際して，寝たきりの認知症患者に胃内視鏡検査を受けてもらうというのは病院ではかなり嫌がられます。受ける患者もつらいですし，搬送する家族も大変です（あまり関心が強くない家族ならなおさら）。このように多くの人に頑張ってもらっても，頻度で考えると，「胃内視鏡検査上，正常」と言われることがほとんどだと思います。仮に早めに診断がついて，咽頭がんが治癒すればいいですが，食欲不振をまねくほどの認知症寝たきり患者の咽頭がんが根治できる可能性は低いと思われます。逆に，その治療過程に伴う苦痛などで，家族も含めて患者のQOLを低下させることが容易に予想できます。診断が医者のひとりよがりにならないようにしなくてはならないと思います。

　診断をつけることよりも，医師の思考の中でこういう状態もありうると考えておき，「悪性疾患がらみのことがあるかもしれませんが，侵襲のある検査はかえって本人がつらいだけで，予後も改善しません」と家族に説明する。そして，病院への紹介状に「悪性疾患も除外できませんが，侵襲ある検査はしないと家族と相談していました」などと書けたら，かっこよかったかもしれませんね。

part 2 　しくじり症例とその解決のヒント　**治療のしくじり**

薬が重複されて処方されていた

この症例から学べたこと
☑ 他の医療機関に受診したことを患者は自分から話してくれないことがある
☑ 慢性の症状がよくならないときは，他科受診の有無に注意が必要である
☑ 他の医療機関受診，処方はお薬手帳と問診で定期的に確認する

患者：Aさん，80歳代，女性

　高血圧，慢性腎臓病，変形性腰椎症，坐骨神経痛，骨粗鬆症で当院に通院していた。当初は，高血圧で通院を開始し，整形外科にも通院していた。杖歩行になり，整形外科の通院も大変になり，通院をやめ，処方を当院で継続するようになっていた。腰痛は続いており，プレガバリン150mg／日，アセトアミノフェン1,800mg／日，エルデカルシトール0.75μg／日を内服していた。徐々に腎機能も悪化し，Cre：1.6mg/dLとなっていた。

　あるとき，ウイルス性上気道炎になり，その後，食欲不振が続いていた。水分しかとれず，血液検査では腎機能障害はあるものの，他に大きな異常はなかった。食欲不振は改善せず，他院へ紹介すると，Ca：13.8mg/dLの高カルシウム血症であった。当院ではCaを測定していなかった。また，入院時の内服薬確認で，腰痛が良くならないため，新しくできた整形外科医院を受診していたことがわかった。そこではロキソプロフェン180mg／日，エルデカルシトール0.75μg／日

が処方されており，エルデカルシトールの処方が重複していた。エルデカルシトールは骨粗鬆症治療に用いられる活性化ビタミンD製剤で，添付文書では，血清カルシウム値の定期的測定が推奨されている。腎機能障害のある患者では，さらに血清カルシウム値を上昇させることがあり慎重投与となっている。エルデカルシトールの中止と補液で血清カルシウム値は正常化し，食欲も改善した。

他の医療機関への通院や処方を定期的に確認することが抜けており，「しくじり」を自覚した。

しくじり診療の過程の考察

患者が高齢となり通院が困難になると，複数の医療機関への通院をやめ，総合診療医が複数の疾患を管理することがある。整形外科の通院をやめ，処方を当院で行うようになり，「もう整形外科には行っていない」という先入観があった。患者は，改善しない慢性の症状があるとき，ある医療機関への通院や中断を繰り返したり，別の医療機関に変えたりすることがあり，そのことを医師に言わないことがある。

慢性疼痛に医師が慣れてしまい，痛みの状況，内服，通院の確認を怠ったことがしくじりにつながった。慢性腎臓病で腎機能が悪化すると内服薬の種類，容量などの注意事項が増えるが，定期通院患者の腎機能が徐々に低下すると薬への注意を怠りがちになることがある。

こうすればよかった，その後自分はこうしている

通院している患者が他院に通院して処方を受けていないか，お薬手帳を確認している。他院の処方も当然変わっていくこともあるし，受診する医療機関が増えたり，変わったりしていることもある。複数医療機関の受診で調剤薬局も複数になり，お薬手帳を何冊も持っている

ケースもあるので,お薬手帳の確認だけでなく問診でも確認するよう心がけている。

 ベテラン先生 私はこうしている

薬剤の二重投与を防ぐために──お薬手帳携帯と服用薬剤の複数人でのチェックの徹底

高橋裕一 ゆうファミリークリニック

このしくじり症例のように,患者が複数の医療機関にかかっていることや,症状の経過が長いと,その都度他医に新たにかかったことを話さない(話し忘れる)ことがあります。筆者も幾度か経験しているので,スタッフと共同し,服薬内容のチェックシステムを考えてきました。当院では,服薬内容を複数人数でチェックすることにしています。すなわち,事前問診での看護師による服薬内容のチェックと,その後,診察時の医師によるチェックです。

看護師は簡易的な薬のチェック表(**表1**)を用いて,新患患者の場合,病歴聴取時にお薬手帳の有無を確認し,持っている場合は手帳をコピーさせてもらい,そしてカルテに薬の内容を記載します。受診した医療機関ごとにお薬手帳を持っている方もいるため,1つにまとめたほうが服薬管理をしやすいことを説明します。またはすべてのお薬手帳を持参するように説明します。お薬手帳を持っていない場合は,服薬管理の必要性を説明し,今後のお薬手帳の持参・携帯を勧めます。一方,定期・再来患者の場合は,他院を受診して処方されている定期薬の変更があった際にお薬手帳を見せてもらい,カルテに記載します。持参していないときは,持参・携帯の必要性を説明します。このように,予診時と診察時のダブルチェックをすることで,NSAIDsや活性化ビタ

ミンD₃製剤,ビスホスホネート製剤の二重投与を防げたことがあります。

このように,複数の人数でチェックすること,お薬手帳携帯のお願いを繰り返し説明することが,薬の重複投与を防ぐのに重要と思います。

表1 お薬手帳・薬剤チェック表

新患患者		
お薬手帳	□ あり	□ なし
持参薬	□ あり	□ なし
カルテへの薬の記載	□ あり	□ なし
患者へのお薬手帳携帯の説明	□ あり	□ なし
薬剤アレルギー歴	□ あり	□ なし

定期・再来患者		
お薬手帳	□ あり	□ なし
他院からの薬の変更・追加	□ あり	□ なし
カルテへの薬の記載	□ あり	□ なし
患者へのお薬手帳携帯の説明	□ あり	□ なし
新たな薬剤アレルギー歴	□ あり	□ なし

part 2 しくじり症例とその解決のヒント | 治療のしくじり

薬のアドヒアランスが悪い

この症例から学べたこと
☑ 内服アドヒアランスの不良を疑うことは，それほど難しくない
☑ 原因と解決策を探り，そのフォローをすることが大切
☑ 内服管理を家族に依頼すれば，それでOKとはいかないケースもある

患者：Tさん，70歳代，女性

　Tさんは，高血圧とアルツハイマー型認知症で当院に通院中である。以前は，車で30分ほどのB市にある総合病院に通院していたが，3年前に夫が運転免許を返納したタイミングでA町内にある当院に通院するようになった。

　アルツハイマー型認知症は，中核症状が主体で明らかな周辺症状は認めず，一緒に住む夫が生活全般の介助をすることにより日々の生活は支障なく過ごし，介護サービスも利用していなかった（介護度は要介護1）。高血圧についても，診察室での血圧は安定しており，当院通院後も前医処方を継続していた。

● ADL/IADL
- 着衣：自立，食事：自立，移動：自立，排泄：自立，保清：夫が一部介助
- 買い物/家事/金銭管理/食事の準備：全介助（夫が行っている）
- 公共交通機関を利用した移動はしていない

● 処方内容

- Rp1） アリセプト®5mg　1錠　朝1回
- Rp2） ノルバスク®5mg　1錠　朝1回

● 家族図

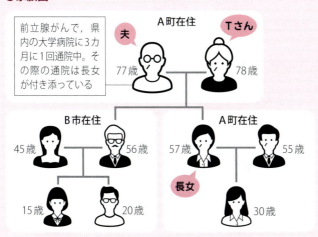

　そんなある日の定期診察で，診察室での血圧が165/85mmHgと高値を示したが，「今日は一段と冷えるし，そんなときもあるかもしれない。まあ様子をみてみよう」と，継続処方した。

　次の定期診察日。診察室では170/80mmHgと再び高い。「今日は比較的暖かいけど……。まあでもそういうときもあるだろうね。急いで来たのかな。一応，内服状況だけ触れておくか」と思い，「今日も前回同様に血圧が高いですね。今朝，薬は飲まれましたか？」と聞いた。すると，Tさんの傍らに立っていた夫から，「どうやら，最近飲み忘れが多いみたいなんだよね」という衝撃の一言。Tさん本人は「たまにですよ」と言う。

　筆者は，「いろいろと日常生活の介助をしているのに，薬は本人任

せだったの！？　でも，それを確認していなかった自分も悪い」と思い，「そうだったんですね。てっきりご主人がお薬のことも管理して下さっていると思っていました」と話した。

　夫は，「そうしようとも思ったんだけど，本人も自分でできると言うし，ここに通うようになって朝1回に統一してもらったので，できることはなるべく本人にやらせたほうがよいと娘にも言われたから」と言う。

　確かに当院で引き継いだときに，一部の胃薬やビタミン剤を整理し，内服機会も1日1回と統一して，内服アドヒアランスを高めようとしていた。しかし，それがアダとなるとは……。

　できることは本人にやってもらうという方針には賛同し，一方で適宜の見守りは必要である旨を伝えた。夫も理解を示し，この受診以降は，目の前での内服確認や残薬のチェックなどを依頼することができた（ついでに家庭での血圧測定の記録も）。「思い込みや決めつけは禁物だなあ」と反省させられるケースであった。しかし，しくじりはまだ終わっていなかった。

　それから約1年後，診察室での血圧が再び不安定となる。正確に言えば，良いときと悪いときがある。前回の件から夫にお願いしていた家庭での血圧測定の記録も同様だ。さらには，以前は毎日つけてくれていた記録が抜けがちなのも気になる点であった。

　「最近，血圧の数字の変動が大きいですね。何か思い当たることはありますか？」と聞くと，Tさんは「飲んでますよねえ」と夫のほうを向いて言い，夫は「実は最近，私もいろいろ忘れていることが多いみたいで。娘にもしょっちゅう怒られてね。それと，私のほうも大学病院への通院が増えて，この前も入院したりして，娘にも妻を看てもらっていたんだけどね。いやいや申し訳ない」とのことであった。

　話によると，妻のことを気にかけて入院が必要な手術などは希望せず，ずっとホルモン療法で経過をみていた夫の前立腺がんが悪化した

ため，家族の説得もあり先月に手術となったとのことだった。また，夫自身も物忘れを自覚するようになり，「自分がしっかりしないといけないのに」という葛藤や，妻に内服拒否など介護への抵抗も認められるようになり，介護自体にも困難を感じていたことが判明した。

しくじり診療の過程の考察

認知症の方の内服アドヒアランスには誰しも注意をはらっているであろう。

筆者の場合，処方薬は必要最低限とし，内服回数も減らし，内服介助が依頼できる人を探すようにしている。内服含め適度な見守りが必要なことを共有するチームをつくることが重要だと考えている[1]。それは家族のこともあれば，近所の人や介護サービスの職員のこともある。

今回のケースの場合，「しっかりした夫」がいたので，安心していた自分がいた。それが1つ目のしくじりにつながった。また，時間が経てば疾患も変化するし，そのチームメンバーも変化する。そのことへの気づきの遅れが2つ目のしくじりの要因だったと考えている。

「しっかりした夫」と家族アセスメントを行っているつもりになっていたことも，ピットフォールとなった。「しっかり」して，かつ「責任感も強い」夫であったのだろう。内服管理をしてくれている，家庭血圧も測定してくれる，妻の観察もしっかりしてくれるなど，筆者のかけていた期待が，この夫には途中から重荷になっていたのかもしれない。そのために，知らず知らずに夫を孤立させてしまい，介護負担を告白することもできずにいたのではないかと考えている。

こうすればよかった，その後自分はこうしている

　本ケースで言えば，もう少し介護者である夫への声かけに工夫ができなかったかと考えている。これ以降，次回外来の日程相談と一緒に，「ちょうど4週間後だから，お薬もぴったり4週間分お出ししてよかったですか？」「もしも余っている薬があるようならば調整しますので，おっしゃって下さいね」などと声をかけている。この聞き方は，飲み忘れや残薬がないかを直接聞くよりも患者側から申告しやすいのではないかと考え，行っている言いまわしである。

　認知症の方の内服への基本的スタンスはあまり変わっていないが，状況をある1点だけで判断せず，継続して評価することを心がけるようになった。今回のケースでは，介護者の疾患状況も変化していたが，介護の度合いも，そして介護者の介護負担感も変化していた。その変化に気づくことができるように，家族図の更新を重要視するようになった。また，医療者が介護者の孤立をつくり出すことがあることを知ったため，診察室の中だけでのフォローには限界があるので，看護師や受付事務，ケアマネジャーとはその観点でも話をするようになり，また他の家族にも働きかけるようになったのも，本ケースで学んだことである。

 ベテラン先生 私はこうしている

もっと家族を意識しよう！

板金　広・山口美佳・慎　由佳理　いたがねファミリークリニック

山本志香　はるかぜ薬局

　このケースでは，患者の基本的ADL，日常生活的ADL，患者の認知機能評価，家族図の作成もきちんと行われていたのに，家族という背

景，特に介護者の状況を充分に把握していなかったために「しくじり」が生じてしまいました。

　診療において，医師─患者という二者関係で診療を行っていると，このピットフォールに陥りやすいのです。特に慢性疾患診療においては，常に家族という背景を意識し，初診時から医師─患者─家族の三角関係をイメージして治療計画を立てることが大切でしょう。

　慢性疾患では，患者の疾患に対する家族の影響は思ったより大きく，小児では，家族に問題がありストレスが大きければ，患児の糖尿病や気管支喘息のコントロールが不良になることはよく知られています。また，家族の医療に対する希望や考え方は患者治療に大きく影響します。たとえ家族が診察室にいなくても，常に家族を意識しましょう。

　高齢者診療では，「疾患を治療する」のではなく，「生活の中の疾患を治療」する意識がさらに必要です。高齢者診療では家族図が非常に大切です。家族図は家族歴ではありません。家族図を作成する際には，単に空欄を埋めていくような作業ではなく，患者や家族と会話しつつ，生活に関わる様々な情報を聴きながら作成することを心がけ，定期的に情報を追加しましょう。家族図は診療計画に有用であるばかりか，情報を聞くこと自体が治療になります。

　また，介護者の健康状態や生活を常に意識しましょう。このケースのように介護者が自分の患者でなくとも，介護者の健康や生活機能を評価して，家族全体のケアを意識することが大切です。介護者は，介護をしていない人に比べて不安障害やうつ病，そのほかの疾患に罹患しやすく死亡率も高いのです。また，彼らの介護負担は，実際の介護量ではなく，介護者が介護に対して意味や満足を感じないときに大きくなります。介護者に対する理解や共感，称賛，ねぎらいの言葉を忘れないようにしましょう。

　このような意識は，医師だけでなく，医療機関スタッフ，薬剤師，

さらには生活面を支える介護サービス担当者と共有するようにしましょう。このケースのような服薬や生活面の情報は，医師には正確に伝わらないことが多く，看護師や薬剤師からの積極的な声がけや，家庭内の生活を見ることができる介護者からの情報を活用することが有用です。

文献

1) 日本老年医学会, 他編:高齢者の安全な薬物療法ガイドライン2015. メジカルビュー社, 2015, p17-9.

参考文献

▶ McDaniel SH, 他:家族志向のプライマリ・ケア. 第2版. 松下　明, 監訳. シュプリンガー, 2006.

part 2 しくじり症例とその解決のヒント｜治療のしくじり

糖尿病で通院が途絶えていた

この症例から学べたこと

☑ 患者がどんな生活をしているのかを聞き，糖尿病コントロールのために介入できそうなポイントを探る

☑ 定期通院が難しそうなときは前もって処方日数を調整する

☑ 電子カルテを利用し，定期通院が滞っている患者をピックアップする

症例　患者：Sさん，50歳代，女性

　Sさんは，5年前に他院で2型糖尿病の診断となり内服加療を受けていた。2年前に当診療所の近所に転居され，引き続き当院で加療を開始した。

　当初はHbA1c：6.8前後で良好なコントロールであったが，1年前からHbA1c：7.5と少し悪化傾向であった。生活習慣を確認すると，食事療法がうまくいっていないとのことだったが，Sさん自身から「規則正しい時間に食事を摂取すれば大丈夫だと思います」という具体的な改善案が提示されたため，それ以上詳細を確認しなかった。

　ある日，Sさんが受診されたが，カルテを見返すと半年ぶりの受診だった。受診3日前に前もって行われた採血では，HbA1c：9.3まで悪化していた。半年前までは毎月受診されていたので，最近半年間，受診が滞っていた理由を尋ねてみた。

　そもそも2年前に転居してきた理由が，1人暮らしでがんを患っていた母親を介護するためだった。そして母親の病状が徐々に悪化し，1年ほど前から介護負担が増えるにつれて自分の食事の時間が不規則

になったり，食事内容が偏ったりするようになったため，糖尿病が悪化していった。そして，半年前から母親が在宅で点滴を受けるようになり，日中離れることができず自身の通院が困難となっていた。その母親も2カ月前に他界され，家庭のことが落ち着いてきたため本日受診したとのことだった。

　食事，運動などの生活指導だけでなく，定期的に受診することが可能なのかどうかという視点ではSさんの背景を探っておらず，その結果，定期通院が途切れてしまい「しくじり」を自覚した。

しくじり診療の過程の考察

　当院初診時は，まだラポールが形成されていない段階であったため転居してきた理由を確認しておらず，また，1年前に糖尿病が悪化したときもSさんから自発的な改善案が出てきたため，悪化した理由の背景について詳細に確認することを怠ってしまった。生活習慣の改善についてSさんと相談していたが，前提と考えていた定期通院自体が糖尿病のコントロールを安定させる大切な方略であることを忘れており，定期通院が中断される可能性という視点で背景を探ったり話し合ったりしなかったため，しくじりにつながった。

こうすればよかった，その後自分はこうしている

　患者がどんな生活をしているのかを聞き，糖尿病のコントロールのために介入できそうなポイントを探りつつ，仕事の話が出れば出張や転勤の可能性はあるのかを確認したり，家庭の話が出れば今後通院が困難になりそうな可能性はないか，ときどき確認するようにしている。

　そして，定期通院が難しそうなときは前もって処方日数を調整したり，診察日をずらすなどの対応をしている。

また，今回は紙カルテだったので難しかったが，電子カルテのシステムによっては定期通院が滞っている患者をピックアップする方法もあるかもしれない。

 ベテラン先生 私はこうしている

糖尿病診療はその人の「暮らし」と向き合うこと

三澤美和　大阪医科大学附属病院

　このしくじりは，総合診療医・家庭医が大切にしていることの多くを教えてくれています。患者にはbio-psycho-social（生物・心理・社会）の背景があること，家族という背景があること（家族志向型ケアで出てくる「家族の木」[1]はあまりにも有名ですね），そして患者中心の医療の方法にも挙げられている「かきかえ」（解釈，期待，感情，影響）が患者の行動と受療動機に大きく関連していることです。多くの疾患の中でも，糖尿病は患者背景が病状にストレートに影響しやすく，医師がその人の暮らしぶりとどのように向き合っていくかが治療経過を左右します。

　糖尿病治療の最低限必須の目標は，通院中断＝ドロップアウトを防ぐことにあります。良いときも，悪いときも，とにかく診察に来てくれればいろんな介入ができます。なので，筆者はたとえHbA1c値が悪くても，「今日も来てくれてありがとう」という気持ちをなるべく表現するようにしています。糖尿病患者は毎日の内服，食事を気にしての生活，運動しなきゃというプレッシャー，インスリン注射や血糖測定など，想像もつかないような不自由さの中で生活をしています。それを心からねぎらい，決して怒ったりせず，「今回もよく来てくれました。少し悪化したけど，何か思い当たることありますか」と，患者本人の言葉を引き出すようにしています。オープンクエスチョンから表現さ

れる患者の答え，答え方の中に多くのヒントが隠れているからです。

職業，通院手段，経済状況を聞くことも大事でしょう。勤務形態によっては来院しづらい日があるかもしれませんし，車の運転ができない患者は，連れてきてもらう家族の都合で通院日が決まったり，バスや電車の本数で都合が変わることもあるかもしれません。経済状況の変化は通院中断のよくある理由のひとつなので，「今のお薬代は負担ではないですか」という心配りも必要です。「また来て下さいね」という気持ちを表現しながら，このような患者の事情にアンテナを張れるようになりたいものです。予約がキャンセルされたときには，患者の家族や友人に様子を聞けるような，地域とつながった診療を続けたいですね。

初診時，患者は「いつか糖尿病が治って，通院をやめたい」という淡い期待を持ってやってきます。やんわりと，優しく，糖尿病は一生のお付き合いであること，今後ずっと数カ月おきに継続した通院が必要であることをお伝えするのが，初診時の最大のミッションだと考えています。

文献

1) McDaniel SH, 他:家族志向のプライマリ・ケア. 第2版. 松下　明, 監訳. シュプリンガー, 2006.

part 2　しくじり症例とその解決のヒント　**治療のしくじり**

うつ病患者の紹介のタイミングを誤った

この症例から学べたこと

☑ 高齢者のうつ病は，うつ症状が前面に出ず心気的な訴えが多いことがある

☑ 医療面接で医師が陰性感情を持つような患者には精神疾患が隠れている可能性がある

☑ 気になる患者は次回受診日の約束が必要である

症例　Uさん，70歳代，女性

　Uさんは高血圧で通院中。数カ月前から，「血圧が気になる」と受診回数が増えていた。血圧は大した問題にはならない値だったため，血圧は大丈夫なので安心してよいということと，家庭血圧を頻回に測りすぎないようにと伝えた。

　その後も，「ゆうべは眠れなかった」「のどが詰まる」「胸が苦しい」「心臓の検査をしてほしい」「悪い病気じゃないか」「もらった薬は合わないと思うので違う薬に変えてほしい」など不定愁訴での受診が頻繁になっていった。また，「家事ができなくて家族に申し訳ない」「うちは貧乏なので私が働かなければならないのに働けない」という発言もあった。内科疾患を除外した後，不安神経症の診断で主に傾聴をして，薬の変更をするなど頻回受診に対応していたが，その後も「先生に会うと少し楽になります」「1週間が待ちきれないです」などの発言があり，さらに頻回に受診するようになっていった。

　担当医としての感情は「Uさん，また来たか……」「らちが明かない

訴えにかなりうんざり……，イラッとする」というようなものであった。次回受診日を決めても守れないので，予約もあやふやになっていた。

そんなある日，担当医が別の職場で働いているときに，その職場の近くの警察より電話があった。Uさんが自殺未遂で救急搬送され，その後，措置入院で精神科に入院になったとのことであった。

後日，家族と面談をした。家でも何度か包丁を出して「死んでしまいたい」と自殺をほのめかす行動があったとのことであった。

比較的元気な高齢者において，不定愁訴の鑑別に「うつ病」が抜けていたため，専門医に紹介するタイミングを逃してしまった。

しくじり診療の過程の考察

もともと別の疾患で通院している患者で，訴えが増えている場合，なんとなく鑑別診断をしないまま，"困った患者""ややこしい患者"ととらえて医療面接に悪戦苦闘してしまうことがある。また高齢者のうつ病では，落ち込みや活気のなさなどよりも，心気症，罪悪妄想，貧困妄想などの症状が主で，うつ病としては非典型的な場合も多い。次回受診日を約束していなかったこともあり患者の不安が増して，早く主治医に会いたいという異常な行動をまねいてしまった。また，困った患者であったにもかかわらず，家族と話をして家での様子などを聞くことをしていなかった。

こうすればよかった，その後自分はこうしている

高齢者のうつ病は，落ち込みなど気分の不調よりも，頭痛などの体の痛みや息苦しさ，しびれ，めまいなどの心気的な訴え，不安，妄想が主の場合もある。医療面接ではらちが明かない話をしたり，治療計

画への同意がなかなか得られなかったり，医療者の感情をイラっとさせることもある。いわゆる"困った患者"に出会ったときは，「精神疾患が隠れているのではないか」という目で改めて鑑別診断を行う必要があると考える。

一般的にも，すべての高齢者に対してスクリーニングすべき状態として「うつ」「尿失禁」「転倒」「認知症」などがあり，それらは"老年医学の巨人（geriatric giants）"といわれている[1]。初診の高齢者には気をつけてスクリーニングをしていたが，通院中の患者に対しても健診時などを利用して定期的にチェックが必要と考えられる。

うつに関しては，**表1**に示すGDS（Geriatric Depression Scale）[2]を利用してスクリーニングを行うようにしている。

表1　高齢者用うつ尺度短縮版‐日本版（GDS-S-J）

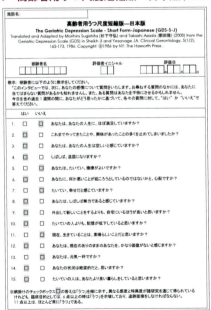

文献2）より引用

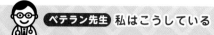
ベテラン先生 私はこうしている

高齢者の慢性疾患，落とし穴に落ちないための工夫

北西史直 トータルファミリーケア北西医院

　このしくじりは筆者にも似たような経験があります。確かに若い世代や現役世代は，うつ病の症状として「学校・職場に行けない」「遅刻が増えた」「休みがちである」などの目に見える変化が多いですが，高齢者は必ずしもそうではなく，症例に書いてあるように多愁訴，心気的な症状が診断の鍵になることが多いです。

　筆者が日常の診察で気をつけていることを以下に述べたいと思います。1つ目は，慢性疾患の定期受診者には，必ず毎回食欲，睡眠，排便（排尿）の状況を聞き，カルテに記載することです。特に睡眠障害がある場合，入眠困難，中途覚醒，早朝覚醒のどれなのか，朝の気分はどうか，夜間頻尿によるものなのかということは最低限聞くようにしています。もしうつ病が疑われるようなら，うつ病診断の感度が高い「2項目質問法」[3]を行います。質問内容は以下の通りです。

- この1カ月（2週間），毎日気分が落ち込んでいる感じがしましたか？
- この1カ月（2週間），物事を行うことに興味がなくなったり，楽しめなくなっていますか？

　2つ目ですが，慢性疾患患者の定期外受診には注意をしています。当院では慢性疾患患者はなるべく予約をしてもらうことにしており，特に高齢者はほぼ1カ月後の再診を行っています。高齢者が予約外に受診した場合は，当院のプライマリ・ケア看護師に待合室でトリアージをしてもらいます。主訴が「風邪」でも，心筋梗塞や肺炎の可能性も高いからです。仮に急を要する疾患でなくても，受診行動の変化は認知症，うつ病など精神神経疾患の発症を意識します。頻回受診する

患者には家族の同伴を促し，受診が遅れている場合は患者の自宅に電話することもよくあります。

3つ目は，うつ病の診療をすることです。当院では抗うつ薬（時に漢方薬）の処方など，うつ病の診療もしています。うつ病の診療をまったく行わない場合，抗不安薬の処方で問題を先延ばしにするなど，自分の診療の範囲でおさめようとしがちです。この症例は専門医紹介のレベルかもしれませんが，普段からうつ病の診療をしているとうつ病診療の閾値は下がります。

4つ目ですが，前日に診療した患者のカルテを早朝に見直しています。恥ずかしながら，この年齢になっても患者にイラっとしてしまうことはあります。冷静になってから，「なんで昨日はイラっとしたのか？」と振り返るようにしています。

文献

1) WHO, 編著：高齢者にやさしい診療所ツールキット. 日本生活協同組合連合会医療部会家庭医療学開発センター, 訳. 日本生活協同組合連合会医療部会, 2009, p6-7.
2) 杉下守弘, 他：認知神経科学, 2009;11(1):87-90.
3) Whooley MA, et al:J Gen Intern Med. 1997;12(7):439-45.

part 2 しくじり症例とその解決のヒント 治療のしくじり

不要な向精神薬が原因で患者が転倒骨折してしまった

この症例から学べたこと

☑ 「ずっと飲んでいるから大丈夫」は大丈夫じゃない！ 「転ばぬ先の抜薬」を

☑ 薬剤は「あわせ技一本！」をとられることがある。他院の処方も含めてしっかりチェック

☑ FRIDs（fall risk-increasing drugs）を意識した定期内服薬の見直しを行う

症例　患者：Uさん，80歳代，女性

　Uさんは，高血圧と逆流性食道炎で長年にわたり当院外来に通院している。アムロジピン（アムロジン®）5mg/日，オルメサルタン（オルメテック®）10mg/日，ランソプラゾール（タケプロン®）15mg/日が処方されていた。また，70歳代の頃に孫の子守に悩み，軽いうつ状態・不眠症と診断され，パロキセチン（パキシル®）10mg/日とゾルピデム（マイスリー®）5mg/日が定期処方されていた。

　筆者が前担当医より診療を引き継いだ際には，孫も大きくなり患者の状態は安定していた。また，認知機能の低下はなくADLは自立し，老人会の旅行にも精力的に参加するようになっていたものの，半年前の採血でも特に異常を認めなかったため，パロキセチンとゾルピデムは継続処方となっていた。

　ある日，患者が定期外来を受診したとき，「昨日から風邪気味だったけど，先生の所（当院）が休みだったので別のクリニックから風邪薬を

もらった」と言われた。バイタルサインや聴診に異常はなかったため上気道炎と判断し、「また困ったらご相談下さい」と伝え帰宅とした。しかしその夜、トイレに行こうとした際にふらついて転倒し、左大腿骨頸部骨折のため入院になったと聞いた。

後日確認すると、患者が「風邪薬」と言っていたものにはクラリスロマイシン（クラリス®）が含まれていた。また、別の皮膚科クリニックで爪白癬の治療を受けていたようで、転倒する1カ月前よりテルビナフィン（ラミシール®）からイトラコナゾール（イトリゾール®）の内服に切り替え、治療をしていたということが発覚した。

大腿骨頸部骨折に対し観血的整復術が施行され、また入院中にパロキセチンおよびゾルピデムが抜薬され退院となった。退院後、本人より「実は、2年くらい前から頭がぼうっとすることが多かった。今はとても頭がすっきりしている。まるで夢から覚めたようだ」と言われ、とても反省した。

しくじり診療の過程の考察

本患者は70歳代の頃にパロキセチン（SSRI）とゾルピデム（非ベンゾジアゼピン系薬剤：以下、非BZD）が導入されて以降、約10年間ずっと上記2剤の処方が継続されていた。筆者がこの患者を引き継いだときも、「以前から飲んでいて、悪さもしていないようだ。SSRIも非BZDも抜薬って難しいし……。状態が落ち着いているなら、処方内容をあえて変える必要もないだろう」と安易に考え、患者本人へSSRI/非BZDの中止を提案せずに継続処方していた。

今回、ゾルピデムの代謝経路のひとつであるCYP3A4を強力に阻害する、イトラコナゾールおよびクラリスロマイシンの投与が異なる複数のクリニックより連続して始まったことで血中濃度が上昇し、ふらつきが増強したことで転倒につながったと考えられる。また、「2年く

らい前から頭がぼうっとすることが多かった」ということも含め，以下に考察する。

①高齢になるにつれ薬剤の作用・副作用は増強する

in vivo の実験で，ゾルピデムの血漿蛋白結合率は約96％であると報告されている[1]。一方，実際にGABA$_A$受容体に結合し薬効を示すのは，血漿蛋白結合していない遊離型である。高齢になると血漿蛋白濃度が低下するため，薬剤が想定されるほど結合せずに遊離型が増加する傾向にある。また，併用薬が多くなると血漿蛋白の結合部位を競合し，単剤であれば結合していたかもしれない薬剤が遊離してしまう可能性もある。以上の機序により，同等量の処方を継続しているだけでも，患者が高齢になるにつれ，あるいは併用薬が増えるにつれ，想像以上に効果が出てしまうことがあるので注意が必要である。

②追加の薬によって定期内服薬の作用が増強し，有害事象が発生することがある

BZD，非BZDともにCYP3A4を代謝経路に持つ薬剤が多い。そのため，CYP3A4を強力に阻害する薬剤の存在下では作用が増強されてしまう可能性がある。

ゾルピデムの医薬品インタビューフォーム[1]では，CYP3A4阻害薬であるイトラコナゾールやフルコナゾールとゾルピデムを併用してもゾルピデムの薬物動態にはほとんど影響を与えなかったとする研究結果[2]から，併用注意薬剤の一覧にCYP3A4阻害薬の記載はない。しかし，根拠となった研究結果は12人とサンプルサイズが小さく，かつ，「健常なボランティア」で行ったデータの分析である。さらに，CYP3A4阻害薬を複数同時に使用した場合の検討はされておらず，やはり高齢者でいくつかの処方が併用される場合には十分な注意を要するものと思われる。

さて，プライマリ・ケアの現場で併用されることが多いCYP3A4阻害薬のひとつに，クラリスロマイシンがある。特に近年，耳鼻科医から慢性副鼻腔炎の治療目的，あるいは抗炎症作用をねらってクラリス

ロマイシンが長期処方されることがしばしばある。また，爪白癬などの治療で使用される内服のイトラコナゾールも強力にCYP3A4を阻害するため注意が必要となる。以上のように，CYP3A4阻害薬は，自分では併用せずとも他のクリニックから知らないうちに処方されていることもある。

他にもCYP3A4阻害薬は無数に存在しており（たとえばアムロジピンもCYP3A4阻害作用を持つ薬剤のひとつである），特に高齢者では併用による有害事象が出やすい状況にあるため注意が必要となる。

③ FRIDsを意識した定期内服薬の見直しを行う

本症例の定期内服薬は5種類と，高齢者にしてはそれほど多くないと感じていたが，このすべてが転倒リスクを増加する薬剤であった。こ

表1　FRIDs（fall risk-increasing drugs）

	1	2	3	4	5	6	7	8	9
抗ヒスタミン薬	●	●				●			
抗精神病薬	●	●	●	●	●	●			
アルコール	●	●			●				
メトクロプラミド	●			●					
抗痙攣薬	●	●			●				
筋弛緩薬	●	●			●				
抗うつ薬	●	●	●	●	●	●			
オピオイド	●	●	●						
催眠薬	●	●			●				
α遮断薬		●	●						
硝酸薬		●	●						
ACE阻害薬		●	●						
ステロイド							●		
ピオグリタゾン							●		
抗凝固薬								●	
NSAIDs									●
PPI							●		

●考えられるメカニズム
（明確でないものも多い）

1　眠気
2　めまい
3　血圧低下
4　パーキンソニズム
5　運動／歩行障害
6　視覚障害
7　骨粗鬆症／骨密度の低下（転倒時の骨折リスクが増加する）
8　転倒時に重篤な出血をきたしうる
9　その他

※患者によっては他の薬剤もリスクとなりうる

文献3）より作成

れらはFRIDs（fall risk-increasing drugs）としてまとめられている（**表1**）[3]。特にFRIDsを4剤以上併用すると死亡リスクが1.4〜2.0倍に増加するという研究もある[4]。

こうすればよかった，その後自分はこうしている

　毎回外来で，お薬手帳をチェックし，持っていない患者にはつくるように指導する。また他院（特に整形外科，皮膚科，耳鼻科）からの処方内容をこまめに確認するようにした。新規薬剤があれば，UpToDate®のスマートフォン用アプリのなかにあるdrug Interactions（Lexicomp®）を使用し，必ず薬剤の相互作用を確認している。たとえば，薬の一般名を入力すると，イトラコナゾールとクラリスロマイシンがともにCYP3A4阻害薬であり「risk rating D：治療の変更を考慮」に分類されることがわかる。

　また，状態が安定している患者こそ抜薬のチャンスと考え，少しでも不要な薬剤を処方継続しないよう「この薬は本当にこの患者にとって必要か？」と考えるようにした。

　カナダにおける50歳以上の7,753人を対象としたコホート研究[5]によれば，大腿骨頸部骨折を起こすと，その後1年以内での死亡リスクが3.17倍増加するということが示唆されており，骨折を起こした高齢者の予後は悪い。離脱や依存の問題があり向精神薬の中止は難しいが，潜在的な害を有する可能性のある薬剤の適応は，十分に考察する必要がある。

　特にFRIDsを意識した薬剤のチェックを行うようにした。BZDを代表とする睡眠導入剤は当然のことながら，抗うつ薬（三環系抗うつ薬，SSRI，SNRI）のすべてに転倒リスクがあり，さらに近年，SSRIやSNRIは転倒リスクのみならず骨代謝への影響も危惧されており，脆弱性骨折のリスクも増加させるというコホート研究も報告されている[6]。

向精神薬は，転倒・骨折のリスクが高いからといって，すんなり中止できるものではないが，中止・減薬にもっていく努力はすべきである。また，薬剤相互作用の問題はないか，向精神薬以外に降圧薬や利尿薬・プロトンポンプ阻害薬といった転倒・骨折リスクを増加させるような薬剤の併用はないか，さらに骨粗鬆症など潜在的な骨折リスクがないか，といった評価も必須と考える。

 ベテラン先生 私はこうしている

減薬・断薬を拒絶されたら，対話を重ねながら中腰で待て

宮崎 仁 宮崎医院

　ポリファーマシーによる弊害のしくじりに気がついて，問題のある薬を減量・中止したいのに，患者の同意が得られないというジレンマに悩まされる医師は多くいます。そこで，「漫然と投与されているメンタル系薬剤を上手に引き上げるには，どうすればよいか」について，筆者のやり方を紹介します。

　本症例のように，前の主治医からの引き継ぎや，他院からの紹介・転院の場合には，なぜメンタル系の薬が処方されているか判然としないことがあります。患者本人に尋ねても服用している理由がわからず，「それって，メンタルの薬なんですか？ ちっとも知らなかった」などと患者に切り返されて困惑することも稀ではありません。一方，ゾルピデムなどの睡眠導入薬に関しては，薬剤の変更，減量，中止の提案に対して，患者が非常に強い抵抗を示すことが多く，ベンゾジアゼピン受容体作動薬の常用量依存という難物と対峙することになります。

　ここで重要となるのは「対話」です。患者と対話し，メンタル系薬剤に対して特別な思い入れやこだわりがないと判断したら，現在の心

理コンディションをMAPSO問診[7]を用いて評価します。その結果，睡眠障害，うつ，不安などの症状がなければ，患者の同意を得た上で，抗うつ薬や睡眠導入薬を慎重に減量していきます。いきなり中止してしまうと断薬症状が出て具合が悪くなるので，ステロイドホルモンの漸減と同じような要領で少しずつ減らします。もしも減量の途中で，不安などの精神症状や，医学的に説明困難な身体症状が出現してしまった場合には，一段階前の用量に戻して症状が回復するかどうかを確認します。回復したらその用量を続行しながら，次なる減薬の機会やタイミングを待つことになります。このようなプロセスを経て，ついに薬剤をやめることができたら，患者とともに「卒業」を祝いましょう。

　患者がメンタル系薬剤に対して強い思い入れやこだわりを持っていると判断した場合には，一筋縄ではいきません。主治医には相当な覚悟とねばり強さが要求されます。薬物の弊害を一方的にまくし立てても，相手の感情は動きません。ここでも対話が重要で，相手の「眠剤物語」を聞き出し，それに共感を示しながらも，認知機能低下や転倒による骨折リスクについて，「あなたのことが心配だ」という懸念の表明を何度も繰り返すしかありません。患者が「やめてみたい」という気持ちに変わる日に備えて，「中腰で待つ」という姿勢を維持しておきましょう。

文献

1) アステラス製薬株式会社・サノフィ株式会社：ゾルピデム酒石酸塩錠（マイスリー® 錠）医薬品インタビューフォーム（2017年3月改訂）.
2) Greenblatt DJ, et al:Clin Pharmacol Ther. 1998;64(6):661-71.
3) British Columbia Drug and Poison Information Centre:Drug Safety News: Drugs and the Risk of Falling (2009-03).
   [http://www.dpic.org/article/professional/drug-safety-news-drugs-and-risk-falling-2009-03]
4) Kragh Ekstam A, et al:Clin Interv Aging. 2016;11:489-96.
5) Ioannidis G, et al:CMAJ. 2009;181(5):265-71.
6) Moura C, et al:Osteoporos Int. 2014;25(5):1473-81.
7) PIPC研究会：背景問診・MAPSO問診チェックリスト. 生きると向き合う わたしたちの自殺対策. 今村弥生, 他編. 南山堂, 2017, p193-6.

part 2 しくじり症例とその解決のヒント | 治療のしくじり

漢方薬を長年服用している患者の低カリウム血症を見逃していた

この症例から学べたこと

- ☑ 前医からの引き継ぎの際には内服薬継続の必要性を必ず確認する
- ☑ 漢方薬を投与する際は甘草を含んだ薬剤かどうかを確認する
- ☑ 甘草を含んだ漢方薬の(特に高齢者への)漫然とした投与は避ける

症例　患者：Wさん，80歳代，男性

　Wさんは，近医にて数年来，高血圧，糖尿病，脊柱管狭窄症，脳梗塞の既往にて通院していた．妻が悪性腫瘍末期となり，通院が困難となったのを契機に，妻への訪問診療を開始していた．妻への訪問診療を行っていたところ，Wさんも脊柱管狭窄症のため近医への通院が困難となってきていることがわかり，妻とともにWさんへの訪問診療も開始となった．前医への強い信頼があり，前医から処方されていたシロスタゾール，ビルダグリプチン，アムロジピン，ファモチジン，当帰四逆加呉茱萸生姜湯，桂枝加朮附湯を内服しており，前医からの診療情報提供書の採血結果でも電解質異常などを認めていなかったため採血はせずに経過をみていた．

　訪問診療開始から数カ月経ったある日，悪心・嘔吐を認めたため往診．意識状態は普段と変わりなかったが数日前から体調不良があり，下痢をしていたとのことであった．バイタルサインはBP：142/73mmHg，

HR：45/分と徐脈を認め，そのとき，低カリウム血症を起こしうる甘草を含んだ漢方薬を漫然と投与していたことに気づき，あわてて採血を行った。採血にて血清カリウム値：2.0mEqを認めたため救急搬送，胸部12誘導心電図にてPVCの散発，QT延長，前胸部誘導にてT波の陰転化を認めた。中心静脈カテーテル挿入下で血清カリウム値の補正を行うために救命病棟へ入院となった。

訪問診療開始時に内服薬の継続必要性の検討を行うという，前医からの引き継ぎ時に必要なことが抜けており，「しくじり」を自覚した。

しくじり診療の過程の考察

長年近医に通院しており，その間特に副作用を認めていなかったため，内服薬の継続必要性を十分に検討せずに訪問診療を開始してしまった。訪問診療開始時，前医からの採血結果は確認しており，内服薬の副作用がないことは確認していた。しかし，高齢者にもかかわらず，甘草を多く含む漢方薬を漫然と投与していることに気づけず，状態悪化時の低カリウム血症のリスクを想定できていなかったことが，今回のしくじりにつながった。

こうすればよかった，その後自分はこうしている

前医からの引き継ぎの際は，状態が落ち着いていたとしても必ず処方薬継続の必要性について確認している。初回のカルテには必ず内服薬と内服量を書き込み，横にその作用機序を書いてテンプレートとして保存し，処方量の変更があれば修正できるようにシステム化している。

また，医療用漢方製剤148品目の中で甘草が含まれている製剤は109処方と多く，漢方薬を処方する際は，甘草が含まれていないか必ずdrug informationを確認している。甘草の1日量が2.5g（グリチル

リチン酸100mg）を超えると低カリウム血症を起こしやすくなるため，今回の症例のように複数の漢方薬が処方されている場合は特に注意が必要である（本症例では2剤で1日4.0gの甘草が含まれていた）。

それぞれの漢方薬に含まれている甘草の量を確認するためには，『カンゾウ（甘草）含有医療用漢方製剤による低カリウム血症の防止と治療法』の一覧表（**表1**）[1]を参考にしている。

表1　甘草含有医療用漢方製剤109処方一覧〔各社の1日服用量当たりの甘草含有量（g）〕

一般名	甘草含有量	一般名	甘草含有量
甘草湯	8.0	桂枝加黄耆湯	2.0
芍薬甘草湯	5.0〜6.0	桂枝加葛根湯	
甘麦大棗湯	5.0	桂枝加厚朴杏仁湯	
芍薬甘草附子湯		桂枝加芍薬大黄湯	
黄芩湯	3.0	桂枝加芍薬湯	
黄連湯		桂枝加朮附湯	
桔梗湯		桂枝加竜骨牡蛎湯	
芎帰膠艾湯		桂枝加苓朮附湯	
桂枝人参湯		桂枝湯	
五淋散		桂麻各半湯	
炙甘草湯		五虎湯	
小青竜湯		柴胡桂枝乾姜湯	
人参湯		柴朴湯	
排膿散及湯		柴苓湯	
附子理中湯		小建中湯	
半夏瀉心湯	2.5〜3.0	小柴胡湯	
乙字湯	2.0〜3.0	小柴胡湯加桔梗石膏	
温経湯	2.0	神秘湯	
越婢加朮湯		通導散	
黄耆建中湯		当帰建中湯	
葛根加朮附湯		当帰四逆加呉茱萸生姜湯	
葛根湯		麦門冬湯	
葛根湯加川芎辛夷		白虎加人参湯	

一般名	甘草含有量	一般名	甘草含有量
防風通聖散	2.0	六君子湯	1.0〜1.5
麻杏甘石湯		竜胆瀉肝湯	
麻杏薏甘湯		胃苓湯	1.0
薏苡仁湯		加味帰脾湯	
苓甘姜味辛夏仁湯		帰脾湯	
苓姜朮甘湯		芎帰調血飲	
苓桂朮甘湯		九味檳榔湯	
加味逍遙散	1.5〜2.0	啓脾湯	
柴陥湯		五積散	
柴胡桂枝湯		酸棗仁湯	
清心蓮子飲		滋陰至宝湯	
防已黄耆湯		梔子柏皮湯	
安中散	1.0〜2.0	消風散	
大黄甘草湯		参蘇飲	
桂芍知母湯	1.5	清上防風湯	
柴胡清肝湯		清暑益気湯	
滋陰降火湯		清肺湯	
四逆散		疎経活血湯	
潤腸湯		竹茹温胆湯	
升麻葛根湯		治頭瘡一方	
川芎茶調散		調胃承気湯	
大防風湯		釣藤散	
治打撲一方		当帰飲子	
桃核承気湯		当帰湯	
補中益気湯		二朮湯	
麻黄湯		二陳湯	
抑肝散		女神散	
抑肝散加陳皮半夏		人参養栄湯	
立効散		平胃散	
荊芥連翹湯	1.0〜1.5		
香蘇散			
四君子湯			
十全大補湯			
十味敗毒湯			

文献1）より引用

ベテラン先生 私はこうしている

ルーチン（計画，見直し，原則）で予防線を張ろう

松井善典 北海道家庭医療学センター浅井東診療所

　このしくじりは，訪問診療開始時や他院処方を継続する際のルーチン（習慣）をどこまで作り込み，遵守できるかを我々に教えてくれるものと思いました。この事例に適応できる筆者のルーチンには，「訪問診療開始時には初回検査を行う，もしくは今後の検査計画を立てる」「処方を継続する際はひと通り見直す」「漢方は原則1剤，よほどのことがない限り2剤は処方しない，そして最小限の期間にとどめる」があります。

　このような訪問診療では，バタバタして確認事項が抜け落ちることもあるため，診療後のカルテ記載でたとえば「P）検査計画」を書くルーチンをつくることで，糖尿病のフォローや高血圧の目標管理に関する腎機能や脂質異常症の評価予定が立てられた可能性があります。その際に電解質異常が偶然見つかることも多くあります。

　ただ今回の低カリウム血症の原因は漢方薬だけではなく，潜在的な低カリウム値，嘔吐と代謝性アルカローシス，体調不良によるカリウム摂取不足，下痢による喪失，コントロール不良な糖尿病という複数の原因が重なることで顕在化した可能性があります。それを予知・予防しようとするのであれば，漢方を内服している患者へのカリウム値のモニターをルーチンにするしかありません。

　偽アルドステロン症の4割が開始3カ月以内に生じ，10日以内や数年以上の投与後でも発症の報告がある[2]ため，他院の漢方の継続時は処方開始時と同様にとらえて，単剤でも1カ月後，3カ月後，6カ月後，その後も6カ月ごとに定期採血をする慎重さも必要でしょう。特に小柄な女性や高齢者，利尿薬やインスリンが処方されている患者では単

剤でも低カリウム血症をきたしやすく,「原則1剤,2剤処方への注意・慎重さ」そして「最小限の期間にとどめる」というルーチンを行うことも予防線となります。

　安定している患者への処方を漫然と続けてしまうことは日常茶飯事ですが,その現状維持バイアスをあえて疑うように,小さな違いに気づきやすくするためのルーチンを診療に埋め込むことの大切さを改めて学ぶことができる事例でした。

文献

1) 日本漢方生薬製剤協会(猿田享男,監):カンゾウ(甘草)含有医療用漢方製剤による低カリウム血症の防止と治療法.
[http://www.nikkankyo.org/seihin/take_kampo/110405c/kanzou.pdf]
2) 厚生労働省:重篤副作用疾患別対応マニュアル 偽アルドステロン症. 2006, p8-9.
[https://www.mhlw.go.jp/shingi/2006/10/dl/s1019-4d9.pdf]

part 2 　しくじり症例とその解決のヒント　**ヘルス・メンテナンスのしくじり**

健診を受けていなかった

この症例から学べたこと

- ☑ 「健診」を受けていないケースでは予期しない疾患が隠れていることもある
- ☑ 「健診」は受ければよいのではなく，「健診」とどう向き合っていくか互いに考えていくことが重要
- ☑ 健診を受けた人たちには，次回また受けるよう働きかけ，同伴した家族にも声かけを行う

患者：Aさん，80歳代，女性

　Aさんは高齢の夫と2人暮らしをしていた。夫は認知症が進行，合併したリウマチ性多発筋痛症を契機に寝たきりとなった。この間，近隣に住む娘にサポートされながら熱心に在宅介護を行ったが，精神的な疲労も重なっていた。食事がとれなくなり，徐々に老衰していく夫の姿を受け止めるのに精一杯で，涙することも少なくなかった。それでも懸命に介護を続け，夫の最期は自宅で安らかに迎えることができた。

　それから数年が経過し，娘に連れられ診療所の外来を受診した。最近どんどん年老いて，もの忘れも目立つという。本人は首を傾げており，病状の自覚はないようである。日常生活で困ることはないかとの質問には，両膝の痛みがある程度で，その他は特に問題ないという。元来，医者嫌いで，健診はおろか，医療機関にはほとんどかかったことがないという。

収縮期血圧は200mmHgを超えており，胸部の聴診では両側にcracklesを聴取した。胸部CT検査では右上肺野の腫瘤状陰影，びまん性の網状索状陰影がみられた。また，長谷川式認知症スケールは17点であった。血液検査ではごく軽度の糖尿病がみられた。後に基幹病院で行った胸部CT検査では，非結核性抗酸菌症が疑われた。

しくじり診療の過程の考察

　このような状況がいつからあったのだろうか……。もう少し早く介入できなかったのだろうか。これまで幾度となく介入するチャンスがあったはずであるが，少なくとも，夫との関わりの中で，もう少し声かけができていたかもしれない。それ以降はどうだっただろうか。まったくの初診の患者であればやむをえないとも感じるが，限られた時間ではあったが濃厚な関わりがあっただけに「しくじった」と自責の念にかられた。

　夫が他界したあと，一度挨拶に来たことはあったが，その後，関係はほぼ途絶えていた。夫を自宅で無事に看取ったことは，家族だけでなく，関わった我々にとっても大きな達成感を得られるものであったと思う。しかし，それは決して終着点ではない。引き続き，残された家族の健康問題に関わっていくことが我々の役割である。場合によっては，配偶者の死後，うつ状態が遷延するかもしれない。ここ数年の間，風邪をひいたり膝や腰の痛みを感じることもあったことだろう。せめてワクチン接種や健診を受けにきてくれていれば，早めに対応することができていたかもしれない。

　だが幸い，まだ脳卒中が生じたわけでもなく，悪性腫瘍が見つかったわけでもない。血圧については降圧が必要だろう。非結核性抗酸菌症に関しては，早期発見が必ずしもメリットにつながるとは言いがたい。認知症は数年早く予知できていたとしても，結局は予後を大きく

変えることは期待できなかったであろう。それであれば，今回の受診はむしろ良いタイミングであり，まさにこれから介入が求められるのではないだろうか。夫を看取って数年，娘とともに再び当院を受診してくれたことは，逆によかったことなのかもしれない。

こうすればよかった，その後自分はこうしている

　ヘルス・メンテナンスの主要4項目である①スクリーニング，②カウンセリング，③予防接種，④予防投与で，スクリーニングはその病態の症状や徴候，自覚のない人々を対象に特定の病態を拾い上げるために行われる一連の問診，診察，検査を指す。家庭医/総合診療医にとって，包括的なケア，あるいは"おせっか医"の視点から，適宜，妥当なヘルス・メンテナンスを勧めたい。ただし，診察室の中からは手が届く範囲が限られている。そうでない（診療所に来ない）人たちにはなかなか手が届かない。アウトリーチが必要と言われる所以である。

　また，勧めるべき項目，内容には科学的根拠が伴わなければならない。日本では，症状のあるなしにかかわらず広く健康診断が行われているが，世界的には包括的スクリーニングに関して疑問を示す研究も複数ある。「この検査，念のためにやっておきましょう」は，「検査をしてもらった」と受診者の安心感を得られるかもしれないが，デメリットがあることには気づきにくい。健診で指摘される新たな健康問題に対して，健診を受けなかった場合に比べ早く治療介入することができたことで，結果，予後が改善して初めてメリットがあると言える。ところが実際はなかなかそうならない。

　過度な検査や治療を受けることを助長するのは，精査に回される偽陽性患者にとって，心因的負担が大きなデメリットとなるだろう。全体的にはメリットとデメリットが相殺され，結果，科学的根拠は乏しい項目が多く存在していることに留意する必要がある。大腸がん，子

宮頸がん，乳がん，肺がんについての検診は，あるいは喫煙や過度のアルコール摂取への介入，うつなどに関するスクリーニング，血圧測定などに関しては妥当性を示唆する根拠も積み重なってきており，日常診療で広く勧められるだろう。比較的日本人に有病率が高い胃がんに関しても，あるいは了解できる範囲かもしれない。見つかった際の心理的インパクトが大きいこともあり，悪性腫瘍に対する早期発見にドライブがかかりやすい背景があることは否めない。

また，既往や家族歴などから生じうるcommonな病態，病状については敏感になっておく必要がある。上記の一般的な話とは異なるからである。たとえば，肺がんで看取った患者の息子が風邪で受診した際には，「喫煙されていますか？」「X線写真をとっていますか？」と声をかけるなどである。

また，長年，家族を含め継続的な診療を行っている家庭医/総合診療医にとっては，「関係性」が重視される場合もあるだろう。「健診を受けましょう」が，「あなたの健康と，今後のことが気がかりです」というメッセージにもなりうる。あるいは健診を通して「健康や日常の生活スタイル」を考えるきっかけになるかもしれない。「健診」が，その人にとってどのような意味があるかを含めて提案することを心がけている。ただし，実際には十分な理解のために誠意と労力を要するものである。

健診を有効に機能させるために，診察室でできることは限られているかもしれない。健診を受けた人たちには「来年もまた健診を受けよう」と思ってもらえるように働きかけ，同伴する家族にも「健診受けていますか？」「困ったことはありませんか？」と機会を見て気軽に声をかけるように努めている。

ベテラン先生 私はこうしている

良い"おせっか医"をめざそう

吉嶺文俊　新潟県立十日町病院

　このしくじりは，すべての世代，すべての地域で起こりえます。高齢者の健診についてのみならず，"おせっか医"の視点にまで言及した実に示唆に富む事例です。しかし一般的に，医師―患者関係が成立していない場面における，個人や家族に対するヘルス・メンテナンス・アプローチはかなり難しいのではないかと考えます。したがって，考察でも触れられていますが，夫が他界するまでの診療の場において，積極的な家族への介入，すなわちAさんやAさんの娘の健康管理にどのように関わることができるかという点が重要です。たとえば，「あなたが倒れると旦那さんも自宅で暮らしていけなくなってしまいますよね」と声がけしながら，毎日の夫のバイタルチェックとともに，Aさんの家庭血圧の記録などを通して自身の体調管理を促し，さらに今までのAさん自身の健診記録など，健康・疾病に関する情報を「健康ファイル」（図1）[1]にまとめてもらい，その情報を共有しながら，診察室外へのヘルス・メンテナンス・アプローチへつなげていくという方法があります。

　長らく家庭医療に携わっていると，2人暮らしで在宅寝たきり患者の介護者の方が先立ってしまい，残された方の在宅生活も破綻してしまうという場面にしばしば遭遇します。この事例では，幸いにも介護をしていたAさんが存命で，再び診療の場に訪れてくれたという事実は主治医への厚い信頼の証であり，このことはAさんのみならず，Aさんの娘へのヘルス・メンテナンス・アプローチに大いに役立つことでしょう。

　良い"おせっか医"を常にめざしていきたいものです。

2つ穴でとじる A4サイズのファイル

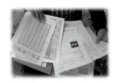
検査結果や薬のしおりをはさんでいきます

昔の検査記録票もなくさないようにつづってね！

血圧手帳やお薬手帳を入れるクリアケースもつけます

エコバッグなど手提げに入れて持ち運びましょう

図1　健康ファイル　　　　　　　　　　　　　　　　　　　文献1）より作成

文献

1) 地域医療のゆくえ 健康ファイルの使い方 最新情報.
[https://17041615.at.webry.info/201309/article_1.html]

part 2　しくじり症例とその解決のヒント　ヘルス・メンテナンスのしくじり

定期予防接種のために来院した小児にインフルエンザワクチンを接種してしまった

この症例から学べたこと

☑ 人間は必ずエラーを犯すものであるため，複数の目での確認が不可欠である

☑ 事故予防のためにはエラーを幾重にもチェックできる，決められた手順を整備することが必要である

☑ スタッフ間や患者・家族とのコミュニケーションを密にすることは，事故やトラブル防止のためにも有効である

症例　患児：Cくん，1歳6カ月，男児

　三種混合の1期追加接種のため来院。インフルエンザ予防接種の時期ではあったが，当時，同時接種は一般的ではなかったため，母親の希望でこの日は三種混合の接種のみを行い，1週間後にインフルエンザ予防接種の1回目を予定していた。

　しかし，インフルエンザ予防接種のための受診者が多い中，問診票が三種混合のものであることに気づかず，あらかじめ吸い置きされていたインフルエンザワクチンを手に1人で診察室に入った後，予診票の記載項目のみを確認しインフルエンザワクチンを接種してしまった。

しくじり診療の過程の考察

診察室では予防接種を医師ひとりで行うことが多かったことや，種類などの確認の手順，複数の目による確認のルールなどを決めていなかったため，医師が勘違いした場合に途中でエラーに気づくことができず接種に至ってしまった。

こうすればよかった，その後自分はこうしている

航空会社主催のヒューマンエラー対策講座を受講するなどし，順次改良を加え以下の手順を整えた。

- ワクチンはインフルエンザ予防接種の時期でも吸い置きはしない
- 予防接種の施行に際しては，受付から準備・接種に至る過程で種類や量など決められた項目を，①事務員同士，②事務員と看護師，③看護師と医師の計3回，複数の目で確認し確認印を押す
- 受付時と接種時に，患者本人または保護者とも種類・接種量などを確認する

さらに，上記においてヒヤリ・ハットの事例があれば，それをもとに手順を見直し修正を加えている。

ヒューマンエラーは必ず起きるものであるとの認識から，これをできるだけ少なくし，かつ起きた際にも重大な事故につながらないようにすることが組織として大切なことである。そのためには，上記のような手順をスタッフ全員が共有・徹底し，さらに些細な疑問やヒヤリ・ハットも必ず報告して常に改善するような仕組みづくりが必要である。

また，上記のように間違いが起こりやすい時期や環境下では，予測される間違いに注意を喚起したり，疲れなどから間違いを起こしやすい状況にある場合は，自己申告して周囲にいっそうの確認を求めるなど，スタッフ間のコミュニケーションを密にとることも事故予防につ

ながる。さらに，患者・家族とも確認作業を共有するなど透明性を高めることが，事故防止だけではなくトラブルの防止や信頼関係の増強につながることも，その後の取り組みで実感している。

　有害事象が発生する背景には，様々な要因が複合的に絡み合っていると考えられており，これら1つひとつの要因を減らしていくとともに，それらが有害事象を引き起こす前に予防できるシステムを組織としてつくり，日々強化していくことが必要である。

 ベテラン先生 私はこうしている

予防接種の間違いは確認のシステム化で防げる

中山久仁子　マイファミリークリニック蒲郡

　近年，とりわけ小児における定期の予防接種は，乳幼児期に接種が集中して回数が多く，またワクチンの種類によって接種間隔や接種回数が異なっていることなどから，予防接種に関する間違い（誤接種）が報告されています。

　今回のような「接種するワクチンの種類を間違えてしまった」という過誤の頻度は，誤接種のうちの2.06％です。一番多いのは「接種間隔を間違えてしまった」の52.64％で，「対象者を誤認して接種してしまった」は8.32％，「不必要な接種を行ってしまった」が12.07％となっています[1]。いずれの過ちも，しっかり事前の確認をすることで予防可能です[2]。

　当院では，A受付（事務），B診察室の裏（看護師・看護助手が準備するとき），C診察室の裏（看護師・看護助手と医師でダブルチェック），D診察室の中（患者または保護者と医師でダブルチェック），E診察室の裏（看護師・看護助手が接種した内容をチェックしながら記録）の，5回確認を行っています（**表1**）。各部署の確認事項は次の通りです。

A：受付
- 問診票と母子手帳を受け取る
- 被接種者の氏名や接種するワクチンの種類を確認
- 母子健康手帳の予防接種のページで，接種するワクチンの欄が空欄（まだ接種されていない）であることを確認

B：ワクチンを準備するとき
- 冷蔵庫からワクチンを取り出すときに，接種するワクチンの種類であること，有効期限が切れていないことを確認
- ワクチンを冷蔵庫などから取り出した後は長時間放置しない（適正温度を維持）

C：医師とスタッフで確認
- 上記A，Bが確認した内容を2名で同時に再確認する
- 問診票のワクチン名と，ワクチンの箱の表示名が一致しているか確認

D：診察室内
- 本人確認，問診表確認，接種するワクチンの有効期限，接種量・接種方法を確認
- 接種器具が未使用であることを確認
- 接種後，針はリキャップしないですぐに針箱に捨てる

E：接種後
- 母子手帳のワクチン欄に必要事項を記載し，記録する

　確認の流れを統一すると，確認漏れを減らすことができますので，確認手順を書いた表を使うと便利です。当院では，**表1**の流れで確認を行うことで，誤接種を予防しています。

表1 予防接種のための確認手順

確認する タイミング		確認内容
A：受付 ↓ B：診察室裏 （スタッフ）	1 対象年齢	ワクチンのスケジュール表で接種可能年齢であるか確認
	2 接種間隔	①ワクチンのスケジュール表の中の，今回接種予定のワクチン欄を確認 ②本日のワクチンが，何期の何回目に該当するか確認し，前回の接種からの間隔に問題ないか確認 ③最後に接種した他のワクチンからの間隔も問題ないか確認 ※上記を必ず母子手帳と見比べて，確認
↓ C：診察室裏 （スタッフと医師）	3 問診票	①定期接種（市区町村発行）の問診票の場合，「市内在住」を確認 ②「接種期間」欄は該当しているか（年度または年齢が該当か）確認 ③体温は37.5℃以下か ④未記入欄がないか ⑤「はい」の項目は医師に報告 ⑥過去1カ月以内に接種した予防接種の確認 ⑦アレルギーの確認 ⑧正しい署名があるか確認
↓ C：診察室裏 （スタッフと医師）	4 ワクチン	問診票のワクチン名と，ワクチンの箱の表示名が一致しているか，看護師と医師でダブルチェック ※複数の同種類のワクチンを同じ診察室内で扱うときは，ロット番号が同じかどうか注意する！！
↓ D：診察室 （本人または保護者と医師）	5 最終確認	①問診票を保護者に見せながら，子どもの名前とワクチン名を読み上げて頂く
		②ワクチンの箱の使用期限を見せながら，使用期限の日付を医師が読み上げて確認
		③同時接種の兄弟がいる場合は，患者の前でももう一度，ものと問診票を確認
E：診察室裏 （スタッフ）	6 接種記録	母子手帳のワクチンの欄に必要事項を記載し記録する

文 献

1) 厚生労働省:第12回厚生科学審議会予防接種・ワクチン分科会 資料2 予防接種に関する間違いについて. 2017.
[https://www.mhlw.go.jp/file/05-Shingikai-10601000-Daijinkanboukouseikagakuka-Kouseikagakuka/0000180108.pdf]
2) 国立研究開発法人日本医療研究開発機構医薬品等規制調和・評価研究事業:ワクチン接種と重篤副反応の発生に関する疫学研究. 予防接種における間違いを防ぐために. 2016.
[https://www.niid.go.jp/niid/images/vaccine/machigai-boushi-2016.pdf]

part 2　しくじり症例とその解決のヒント　**ヘルス・メンテナンスのしくじり**

患者会など
地域住民との学習会が続かない

この事例から学べたこと

- ☑ 健康教室は，健康教育・地域交流の面から継続性が重要である
- ☑ 内容や構成を工夫して参加者の印象に残るようにするとよい
- ☑ 住民を含めた多職種を取り込み，開催の負担を減らす工夫が必要である

事例　高齢者向け出張健康教室の開催依頼

　A病院総合診療科に勤務時，高齢住民向けの健康教室の開催を地区老人会から依頼された。平日午後の1時間程度，地区公民館で行う参加者20人程度の小規模な出張健康教室で，生活習慣病に関わる内容を希望されていた。構成など詳細は一任された。

　「高血圧症と減塩」をテーマとした講話を30分で行うこととした。資料をPowerPointで作成し，当日はプロジェクターで映しながら話すこととした。また，会場で参加者1人ひとりの血圧測定を行うこととした。A病院からの参加は，医師のほか，看護師1名とした。

　当日，地区の高齢住民約20人が参加した。最初に参加者全員の血圧測定を行った。その後，予定通り健康講話「高血圧症と減塩」を約30分行った。血圧の意味や高血圧症の疫学，減塩を含む食生活上の注意点などを盛り込んだ。質疑応答を含めて約1時間で予定通り終了した。

　参加者には，医師と身近に話ができるということもあり喜んでもらえた。しかし，その後に引き続きの開催依頼はなかった。日常診療業務の多忙も重なり，こちらから開催を持ちかけることもなく一度きりの健康教室で終わってしまった。

依頼を受けたことは一通り行ったが，生活習慣改善，疾患予防の啓蒙，地域との交流には継続性が重要である。継続的な事業にすることができず「しくじり」を自覚した。

しくじり事例の過程の考察

健康教室の開催の目的として，①健康教育，地域予防活動，②住民と地域医療従事者らの交流が挙げられる。健康教育活動は，知識の習得，態度の変容（健康活動を起こそうとする気になること），行動の変容（健康生活の実践と習慣化）につながっていくことが重要である。一度の講話ではわずかな知識の習得程度にしかならず，継続して学習していく必要がある。また，その地域の地域医療を担う医師や医療従事者，住民スタッフなどが交流を深めることで地域ネットワークづくりにも役立つが，これも一度きりでは不十分である。これらの理由から継続性が重要となる。

前述の事例でしくじった原因を，①依頼者，②参加者，③医師の視点から考察する。

①依頼者の視点

地区住民の代表者として健康教室の開催を依頼するが，理由は様々である。自身に関心がある場合もあるし，一時的な思いつきや義務的に行われている場合もある。一方で，代表者が他にも役割を持っていることも多く，健康教室の準備，再度の依頼まで手がまわらない場合もある。1～2年で代表者が改選される場合，きちんと申し送りされていないこともある。このため，事務的な日程調整や準備は医療機関の事務職員に関わってもらうとよいかもしれない。

過疎地域では，住民が集まる機会自体が少なくなっていると聞く。健康教室を住民に外出を促す1つの機会として提案できるとよいかもしれない。

②参加者の視点

健康教室の内容が第一である。関心を持てるテーマか、話は理解しやすいか、すぐに生活に反映できるか、自分の疑問が解決するかなどが重要となる。健康教室に良い印象が残ると、健康意欲が増し、引き続き参加したいと思えるであろう。そのためには、内容の工夫が必要である。ただ聞くだけの講話ではなく、できるだけ五感を活かしたものがよい。これは、学校の授業と共通する話かもしれない。

③医師の視点

健康教室の重要性は理解できるが、事前資料の準備などは日常診療業務の負担になりやすい。医師によって話の得手不得手もある。話だけの時間は短めにし、他の要素も組み込むとよい。その際、医師だけではなく看護師や住民ボランティア、行政の保健スタッフなど協力の得られる人を見つけると、1人に負担が集中しなくてすむ。それだけでなく、多職種が参加することで健康教室の内容に幅が出るメリットも生まれる。

こうすればよかった、その後自分はこうしている

現在はB診療所に勤務し、地域健康活動として地区巡回型健康教室を展開している。地区の高齢者対象の健康教室で、診療圏内の約20地区の公民館などを巡回し、出張健康教室を開催している。

健康教室の構成は、①医師による健康講話(20分)、②看護師によるロコモ体操(20分)、③食生活改善推進員による減塩料理の試食(20分)とし、おおむね1時間の内容である(**図1**)。

①健康講話

健康講話の内容は、「減塩」「ロコモ」「脳卒中」など、参加者からの関心が高いテーマで開催回ごとに変えているが、最終的には食生活、生活習慣上でどのようなことに気をつければよいかという話をしてい

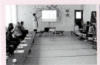

健康講話（20分）	ロコモ体操（20分）	減塩食試食（20分）
診療所医師による講話「減塩の話」	診療所看護師によるロコモ体操「曲にあわせて体を動かしましょう！」	食生活改善推進員による減塩料理試食「季節野菜を使った減塩料理の紹介・試食」

図1　実際の出張健康教室の様子

る。内容はできるだけ平易にし、細部に深入りせず、ゆっくりと話すよう心がけている。聞くだけではなく、クイズを入れることで参加者に考えてもらったり、食塩6gの実物を触ってもらったりするなど、メリハリを出す工夫をしている。

②ロコモ体操

　既存の体操を参考にしながら、関節痛などのある高齢者でも実施可能なオリジナルのロコモ体操を考案し、楽しい曲に合わせて行っている。看護師2～3人が参加者の前で見本を示しながら、参加者全員で体操をする。これは健康教室以外の地区老人会の集まりでも自主的に取り組まれているほど好評である。

③減塩料理の試食

　地区の食生活改善推進員が担当している。季節の地元野菜を用いた減塩一品料理を試食してもらう。その際、レシピだけではなく、減塩の工夫の仕方、野菜摂取の目標量などの解説、わが家のみそ汁塩分濃度測定の実演なども行っている。この食生活改善推進員は、子どもから高齢者までの食育や食生活からの健康づくりに関して市町村の開催する養成講座を修了し、地域において食育推進の担い手として活動する住民ボランティアである。以前から独自に地域の減塩活動に取り組

んでいたが，その延長で健康教室にも加わってもらった。食生活改善推進員は意欲的に活動している方が多いが，医療の専門家ではないことから単独での活動に限界を感じておられた。医療従事者とともに活動することで，これらの地域活動をバックアップできるメリットもある。

以上の構成により，「見て，聞いて，考えて，動いて，味わう」健康教室を展開でき，参加者の関心も生まれ，また参加したいという意識を持ってもらうことにつながっている。また，この健康教室を地域内のあちこちで開催することにより，活動の広がりも実感でき，開催側のモチベーションの維持につながっている。

開催にあたっては，診療所医師，看護師，事務職員，住民ボランティアの食生活改善推進員がチームとして関わるようにしている。テーマや内容はチームで検討した上で役割分担している。事務職員には，各地区代表者に対し年度初めに健康教室の開催を打診し，年間予定の中で日程調整を進めてもらっている。効率良く動けるチームをつくって活動することで，1人ひとりの負担を減らしながら，より良い健康教室を継続性のあるものにできると考えている。

ベテラン先生 私はこうしている

もう一歩ふみこんだ地域志向アプローチのために

井階友貴　福井大学医学部

この事例は，筆者が今でもやらかしてしまうしくじりです。伝えたい・知ってほしいという気持ちが強く，ついついボリュームが膨らんでしまったり，このチャンスを逃すものかと，しゃべることに必死になってしまったり……。

この改善事例のように，工夫して五感に訴えかける参加型の企画に

するというのは非常に重要な留意点です。参加したときに「楽しさ」「役立ち感」がないと，満足してもらいにくく，次へと繋がりませんよね。もう少し地域へのアプローチについて踏み込んでみましょう。総合診療医として患者，家族，地域に関われることは，その中心的なコンピテンシーですが，我々総合診療医は，地域にどのように関わるべきなのでしょうか？ このしくじり事例のように，声をかけてもらうまでじっと待っているしかないのでしょうか。また，改善後では住民ボランティアと協働されていますが，どのようにその関係を築いたのでしょうか。

みなさんお気づきの通り，要は，声をかけてもらえる・声をかけられる関係づくりこそが，地域志向アプローチの最も重要な成功の秘訣だと感じています。そのためには，「身近さ」が不可欠で，まずは相手に信頼してもらい，「医師」という垣根を取り払ってもらう必要があります。診療の場面だけではおそらく不十分で，地域の集まりやイベント，奉仕活動等で交流する中で築かれるものなのでしょう（筆者は福井県高浜町のご当地ゆるキャラ「赤ふん坊や」の着ぐるみを多用，もとい，一緒に仕事をしているのですが，「医師が着ぐるみを！？」という意外性で，医師という垣根を取り払う一助となっています）。それに，地域に出て行くことで，協働できる仲間を見つけることもできます。

さらに踏み込んでみると，元来地域におけるあらゆる活動は，専門職が主体とならずに地域主体に発生し発展するほうが，継続性の面でも理想的なのかもしれません。専門職としては，住民のみなさんに気づきと出会いを与えるようなきっかけづくりに専念する，という方法もあると考えます。当方では，地域課題をあぶりだす地域診断の取り組みを，誰でも参加しやすいクイズ大会風に開催しています（**図2**）。専門職から少額のカンパを集め，成績優秀者には賞品も！ 賞品が出るとなると，参加者のみなさんの目は一気に真剣に（汗）。

それから，実際に地域主体に取り組んでもらうことを期待した地域社会参加型研究（Community-Based Participatory Research：CBPR）的なきっかけも，奏効すると考えます。当方では，「けっこう健康！高浜☆わいわいカフェ」と題して，月1回まちなかコミュニティスペースにて話題提供＋自由なおしゃべりの会合を持っています（**図3**）。大小様々な施策が実現するため，地域全体のヘルス・メンテナンスが向上しています。

　最後に，この事例でも気づかれているように，地域では継続性が非常に重要ですので，我々総合診療医を含めた地域のあらゆる主体が，みんな「楽しく」地域に向き合うことが大事です。ぜひみなさんも地域志向アプローチを「楽しんで」頂きたいと思います！

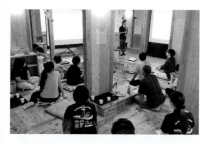

図2　地域診断クイズ大会

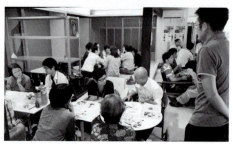

図3　健高カフェ

part 2 　しくじり症例とその解決のヒント　｜　ヘルス・メンテナンスのしくじり

小学校の健診で体重増加不良を見落とした

この症例から学べたこと

☑ その場の診察，数値のチェックだけでは見落としが出る
☑ 養護教諭との事前の打ち合わせ，事後の振り返りが大事
☑ 学校医の役割は内科健診だけではない

症例　患者：Cくん，7歳，男児

　筆者は学校医として，小学校の内科検診を毎年行っている。児童の健康診断表には「喘息」などの基礎疾患のほかに，「お腹が痛いと言うことが多い」など養護教諭や保護者からのコメントが記載されていることがある。

　Cくんは小学2年生（7歳）の男児。診察室に入ってきたときに「小柄だな」と感じたが，健康診断表のコメント欄には特に記載がなく，診察や肥満度にも異常を認めなかった。そのため「もともと小柄な子なのかな」と考え，「特記すべき所見なし」とした。

　数カ月後に養護教諭から，「以前から体重があまり増えなくて気になっていた生徒がいます。最近『しんどい』と言ってよく保健室に来ていて，顔色も悪いのでみてもらえないでしょうか」と相談があった。健診時に気になった男児であった。

　養護教諭より受診を勧めてもらい，後日，祖母とクリニックに来院した。血液検査では軽度の貧血を認め，成長曲線をみると正常曲線より徐々に外れていっていた（**図1**）。Cくんは「お母さんが忙しいので，あまりご飯が食べられていない」と訴えた。付き添いの祖母から話を

●診察時（小学2年生の健診）　　●クリニック受診時

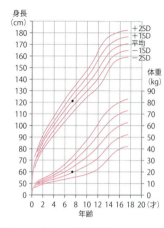 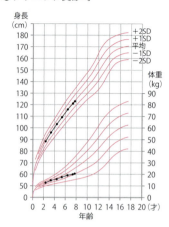

図1　Cくんの成長曲線

聞くと、「2年前に両親が離婚して、母親とこの子の2人暮らし。母親は仕事でほとんど家にいない。最近、母親が夜の仕事を始めたので、あまり食事がとれていないかもしれない。私も久しぶりに会ったらやせていたので驚いた」とのことだった。

虐待（ネグレクト）を疑う事例として児童相談所へ連絡し、対応を依頼した。児童相談所職員が家族と面談し、祖母のサポートのもと定期的な食事ができるようになり、栄養状態は改善してきている。

子どもを線ではなく点でしかみておらず、体重増加不良を見落としており「しくじり」を自覚した。

しくじり診療の過程の考察

「小柄だな」と思った時点で成長曲線を確認する、もしくは養護教諭に質問するなどの対応をとるべきだった。しかし、診察時点での肥満

度には異常がなく，養護教諭からのコメントの記載もなかったことに安心し，自分なりの理由をつけて確認を怠り，体重増加不良を見落としてしまった。

　また，養護教諭が気軽に相談できる態度を示したり，そのための時間をとっていなかった。診察が終わったあとに「何か気になることはありますか？」と養護教諭に声をかけてはいたが，いつもバタバタと帰る様子を見せていたため，養護教諭も気をつかってしまったのかもしれない。健診の役割を果たすだけの学校医になってしまっており，学校側との良い関係性が築けていなかったことがしくじりにつながった。

　上記のしくじりが起きたもともとの原因は「学校医」に対する認識がある。筆者には「学校医＝健診医」程度の認識しかなく，「子どもの健康を支える」という大切な役割への認識が甘かったと思う。また，外来の合間の昼休みに行うため時間が限られており，流れ作業のように診察が終わるとバタバタと急いで帰ることが多く，十分な時間の確保ができていなかった。そのために気持ちの焦りも生じ，養護教諭と話す時間も十分にとれていなかった。

こうすればよかった，その後自分はこうしている

　学校健診では肥満度が用いられ，数字が並んでいるだけのことが多い。しかし，身体計測結果は今回のように健康状態を反映する重要な情報なので，成長曲線もしくは肥満度判定曲線を利用することが望ましい。この症例以降は，養護教諭に「肥満度の異常値のチェック」と「成長曲線の記載」をお願いしている。もし全員の転記が難しいようであれば，成長曲線の平均から外れる症例をピックアップするのも一案である[1]。

　学校医が子どもたちの健康において重要な役割を果たすために最も大切なことは，「学校側とのスムーズな連携ができること」であろう[1]。

そのために学校職員，特に養護教諭との良好な関係は欠かせない。

筆者は健診の前に養護教諭と「気になる生徒」について共有し，事後には医師から「経過をみてほしい生徒」「保護者に受診を勧めてほしい生徒」などについて共有し，健診についての振り返りを行うようにしている。その時間を確保するために，健診は午後に診察のない昼休みに行うように変更した。また，健診だけの学校医にならないように，時間のあるときに保健室や職員室に寄るなど，気軽に相談できる関係づくりを行っている。

上記に加えて，この症例をきっかけに筆者自身が「学校医」についてきちんと知ろうと考え，文献1に記載した参考図書などを読むことにした。そして，養護教諭が今困っていることは何か，学校医に何を求めているかをインタビューして意見交換を行った。

学校医の職務は学校保健安全法に規定されている。職務そのものについてはそれほど大きく変わることはないと思うが，内容は社会情勢や学校環境の変化に応じて変わっていく。「保健室利用状況に関する調査（平成18年）」においても来室理由の背景に心に関する問題を抱えている子どもが多いことや，医療機関などとの連携を必要としている子どもが増えていることなどが明らかになっている[2]。こういった心身に関する多様な健康問題には学校医だけでは対応できず，養護教諭やスクールカウンセラー，他専門職との連携がとても大切である。

 ベテラン先生 私はこうしている

学校保健委員会の場も活用しています

佐古篤謙 三次市作木診療所

このしくじりは，校医が「その場限りの健診医としての関わり」をしていると陥りがちなものであり，似たような状況はあちこちの学校

の現場で生じているのではないでしょうか。今回のケースでは、健診の数カ月後に養護教諭の方から学校医へ相談があったことから、当該児童への介入がスタートしました。校医が養護教諭からの相談をきちんと受け止めることができたからこそのことでしょう。

　症例の先生も書かれている通り、養護教諭に困っていることをインタビューすることにより、学校や児童1人ひとりに生じている健康問題について、養護教諭と学校医で共有することが出発点となります。この先生が事後に実践されたような方法が取れれば、その後はスムーズに進むと思いますが、残念ながら養護教諭の力量や熱意、学校医との価値観の相違によっては、当初はこのような良好なコミュニケーションが取れない場合もあるでしょう。学校側としても、学校医は多忙であるとの思い込み（あるいはこれまでの学校医の関わりに失望している？）から、相談を遠慮されているような場合があるかもしれません。しかし、これらのコミュニケーション不全は、結果的に児童生徒や保護者の困りごと解決の機会を奪うことにつながりかねません。参考文献に挙げた、日本学校保健委員会が運営する「学校保健ポータルサイト」は養護教諭向けのサイトですが、児童生徒の健康増進に関する話題が多岐にわたって取り上げられており、養護教諭との話し合いの際にも役立ちます。今回のケースにあった「成長曲線」の活用についても取り上げられています。ぜひ参考にしてみて下さい。

　この先生が既に実践されていること以外に、学校保健委員会の活用を提案したいと思います。学校医の職務のひとつとして、学校保健委員会への参加があります。学校保健委員会の開催やその方法は自治体や個々の学校により異なるようですが、筆者が現在学校医を担当している学校では、保健室来室の理由、健診（内科以外の耳鼻科・眼科・歯科も含め）の結果、成長曲線や体力検査の結果など、養護教諭がまとめた資料が供覧され、委員として参加している教員・保護者代表・

校医が意見を述べたり，そこから見えてくる課題を共有したりしています。以前担当していた学校では，学校保健委員会の際に校医が保護者と教員に講話をしていました。講話のテーマを事前に養護教諭と話し合って決めるのですが，その過程で必然的に現在気になっている児童の健康問題について話し合うことになり，養護教諭との意思共有がスムーズにできるようになりました。ちなみに，取り上げた講話のテーマとして，熱中症・日焼け・傷の処置・痛み（頭痛・腹痛・精神的な痛みなど）などがありました。一例として，それまでその学校では傷の処置で消毒をするのが通例となっていたのですが，学校保健委員会での講話を機にそれをやめることを保護者・教員みんなで確認・共有することができました。このようなかたちで学校に関わることも，児童の健康増進にとって大切なことだと考えています。

文献

1) 岩田祥吾, 他:成長を見守る. 学校医は学校へ行こう!. 岩田祥吾, 他編. 医歯薬出版, 2006, p136-67.
2) 文部科学省:教職員のための子どもの健康相談及び保健指導の手引き.
[http://www.mext.go.jp/a_menu/kenko/hoken/__icsFiles/afieldfile/2013/10/02/1309933_01_1.pdf]

参考文献

▶ 日本学校保健会:学校保健ポータルサイト.
[https://www.gakkohoken.jp/]

part 2 しくじり症例とその解決のヒント｜**在宅医療のしくじり**

携帯電話が通じなかった／すぐに往診してもらえなかったと言われた

この症例から学べたこと

☑ 緊急連絡の対応についての仕組みづくりをしておく

☑ 在宅医療で可能なこと，不可能なことを，患者とその家族と共有しておく

患者：在宅患者①

　脳梗塞後遺症，認知症の在宅患者。週末より微熱，咳嗽が出現し，様子をみていたが，翌日にはさらに熱が上がってきたため主治医に連絡をとろうとした。しかし，連絡先として指定されていた携帯電話が通じない。結局，訪問看護ステーションから診療所院長に連絡が行き，院長から主治医宅の固定電話に連絡が入って情報の伝達が行われた。主治医宅では部屋によっては電波の状況が不安定で，このときはたまたま電波が届かなかったことが判明した。患者は臨時往診を受け，肺炎の診断で治療が開始された。

患者：在宅患者②

　子宮がん末期の患者，入院中だったが予後が週単位となり自宅療養を希望。3日ほど前から在宅診療を開始。

　日曜日の午後，家族より呼吸が苦しそうと連絡があったため臨時往

診に行くことになった。どのくらいの時間で患者宅に到着するかを問われ,「自宅待機していたため,準備も含め15〜20分程度かかる」と答えると,「そんなに時間がかかるのか? とにかく早く来てほしい」と言われた。急いで支度をして往診し,呼吸の変化は疼痛によるものと診断され,オピオイドの投与量の調節が行われた。

患者：在宅患者③

　誤嚥性肺炎治療後,全身の消耗により移動が困難となり,退院後在宅訪問診療導入となった患者。その後もたびたび状態の悪化と緩解を繰り返しており,ゆっくりと衰弱していた。家族とは急変時の対応について話し合いをしたが,「積極的な治療という状況は望まないが,できることはしたい」との抽象的な希望で,具体的な指針は決定できていない状態であった。

　日曜日午後に家族から連絡があり,「状態が悪い,呼吸がおかしいので往診してほしい」と依頼あり。道路が混んでいたこともあり,患者宅到着までに30分以上を要する状況になってしまった。再び家族から連絡があり,「いったいいつ往診してもらえるのか,患者はもう虫の息だ」と怒鳴られた。その場で救急車を要請するか相談したが,往診を希望されたため到着までの時間の見通しを伝え,訪問。到着時,患者は死前喘鳴を呈しており,状況を家族に伝え,そのまま看取ることになった。

しくじり診療の過程の考察

　病院で急性期の治療を終え,自宅療養となった患者とその家族は,在宅訪問診療が入院治療の延長のように感じている場合も多く,ナースコールで医療者を呼び出すのと同じように,緊急コールで臨時往診

を依頼されることがある。もちろん，普段とは異なる状況が生じて家族は不安であるし，虚弱な在宅患者には重大な変化の予兆であることもあり，緊急コールは必要である。問題は，患者のもとに到着するまでに，病院とは違った様々な壁が存在することだ。

たいてい臨時往診は夜間や休日に発生し，自宅で休養している医師が外出の準備，往診の準備をして，交通規則を遵守しながら患者宅に赴くのである。また，今では少なくなったが，**症例1**のごとく電波の状況によっては携帯がつながりにくく，緊急のコールさえできない状況もある。

こうした在宅医療に特徴的な問題について，対応可能なものには仕組みをつくり，不可能なものについては事前に患者とその家族に理解を求める必要があろう。

こうすればよかった，その後自分はこうしている

24時間，365日，1人の医師が緊張感を保ち続けて医療にあたるというのは現実には不可能で，在宅医療においては，医師は自身の日常生活を中断して臨時の対応をしていることを，ある程度理解してもらわねばならない。

在宅医療をひとりで抱え込まないというのは非常に重要な解決策で，ファーストコールは訪問看護師に指定することや，複数の医師によるグループ診療を行い，夜間休日は担当医制にする，といったことはよくみられる方法である。

ただ，こうした対策を施しても，最終的に患者家族と担当医師の間には，症例のような問題が生じることになる。具体的な事前指示書があれば理想的かもしれないが，多くは医療者と患者家族との間に大きなイメージの隔たりがあり，うまく機能しない現実もある。しかし，急な対応にはそれなりに時間を要すること，その際に待つか，後方病

院へ救急搬送するかをその場で決定しなければならないことを事前に話し合っておく必要がある。

　連絡が通じない場合は，次に連絡する先を指定しておくとよいかもしれない。グループ診療の場合はファーストコールの医師，セカンドコールの医師といった具合に連絡先を複数にしておけば，連絡不能のリスクを分散できる。

 ベテラン先生 私はこうしている

患者の不安を軽減するための連絡体制とその事前説明

足立大樹　ホームケアクリニック横浜港南

　このようなしくじりは，在宅医療を行う上では不可避かもしれません。しかし，連絡体制などの仕組みを工夫することで，患者や家族の不安を可能な限り減らすことはできます。不安が生じる最大の理由は，先の見通しがはっきりしないことです。筆者らは，緊急連絡を受けた際の対応について，診療契約時あるいは初診時に以下のことを説明するようにしています。

①夜間・休日の電話待機当番は常勤医師の輪番で行っており，必ずしも主治医が対応するわけではない
②当番医も生活をしている中で電話待機をしているため，入浴などの理由により，すぐに電話を取れないことがある
③他の患者の電話に対応中のため，すぐに電話をとれないことがある
④当番医は通常自宅で待機しているため，往診が必要な場合でも，電話を受けてから実際に患者宅に到着するまで1時間程度かかるときもある
⑤電話対応のみとするか，訪問看護師による対応とするか，医師の往診とするかは，連絡の内容により医師が判断する

このような説明を行うことにより，緊急連絡を受けた際に現実的にできることを明確化し，患者と家族が持つ期待と見通しを現実に即したものにできます。

　携帯電話の電波が不安定になるなど，様々な理由により携帯電話が通じないことは，当然想定しておく必要があります。筆者らは以下のような施策を講じ，誰も連絡を受けられないという事態を可能な限り予防しています。

⑥夜間・休日は，原則として連携する訪問看護ステーションに連絡してもらう
⑦当院のファーストコールは医師，セカンドコールは看護師が持つ。セカンドコールに連絡があった場合は，用件を看護師が聞き取り，速やかにファーストコールの医師に伝える
⑧訪問看護ステーションの緊急連絡先，当院の緊急連絡先は，それぞれ大きな文字で印刷したものを，患者宅の電話近くに貼ってもらう。
⑨セカンドコールの携帯電話には，念のために各医師個人の携帯電話番号を登録しておく

　さらに，**症例3**のような終末期では，特に家族の不安が強くなります。呼吸状態の変化など，医療者にとっては当たり前のことであっても，見守る家族は「何か悪いことが起こっているのでは……」と強い不安を感じることがあります。死期が近くなったらどのような変化が生じるのかを，事前にパンフレットなどを用いながらわかりやすく説明しておくことは，状態変化の見通しを明らかにすることで家族の不安を軽減し，安心して看取りに向き合うことにつながります。

part 2 | しくじり症例とその解決のヒント | 在宅医療のしくじり

家族が慌てて救急車を呼び、終末期患者が救急搬送されてしまった

この症例から学べたこと
☑ 終末期患者の情報共有について家族と話し合う
☑ 終末期の予後予測は繰り返し行い、そのつど意思決定支援・確認を行う

患者：Aさん，70歳代，男性

　Aさんは，X年の前年7月に健康診断にて肺の異常陰影を指摘され，同年8月に左肺腺がんの診断，左肺下葉切除術を施行された。

　X年5月に食欲不振にて地域の基幹病院を受診。精査の結果，右副腎，肺，骨に転移性腫瘍を認めた。がん診療連携拠点病院にて化学療法を施行していたが，「拘束された」とのことで病院への不信を感じ，Aさんと妻の強い希望にて化学療法を終了し，X年7月10日に自宅へ退院。疼痛と廃用症候群のためほぼ寝たきり状態であり，通院困難なため当院からの訪問診療開始となった。

①退院時
　中心静脈栄養・皮下植え込み式カテーテル（IVHポート）にて高カロリー輸液。オキシコンチン®20mg/日，オキノーム®5mg/回頓用，タケプロン®30mg/日，1錠パントシン®，マグミット®内服。

　疼痛と廃用症候群のためほぼ寝たきり状態であったが，IVHを使用してないときは伝い歩きをしてトイレに自力で行くことができる。食

事は経口で少量摂取。意思疎通は可。

家族には前医より「予後は1～3カ月」と説明されている。

②家族構成

妻，長女，長女の婿，孫2人と同居。他県に次女（未婚）。

③意思確認：退院時

X年7月10日

急な退院で，退院前カンファレンスは開かれることなく退院した。退院時に前医より急変や自宅で亡くなる可能性についての説明あり，「本人，妻，長女，次女とも納得し，Aさんの意思を尊重する方針を確認した」との情報提供書がある状況。

退院後の初回訪問の際に，ご自宅にて訪問看護師を交えて意思確認を行った。Aさん本人は「入院主治医に無理を言って退院したからもう病院へは戻れない」と自宅で亡くなることを希望。妻，長女とも本人意思を尊重する方針を確認した。

④退院後の経過

X年7月15日

経口摂取困難，せん妄（易怒と興奮）を認めた。高カルシウム血症は認めず，胸水貯留を超音波検査にて確認，その後に38℃台の発熱を認めた。オピオイドを内服から貼付剤にスイッチし，NSAIDs坐剤を使用したところ，せん妄は軽快した。

しかし，経口摂取はできず，坐位でも疲労が強くなったため，訪問看護師も交えて「緩和ケア普及のための地域プロジェクト（Outreach Palliative care Trial of Integrated regional Model：OPTIM）」の看取りのパンフレット[1]を利用し，同居家族に今後の状態予測や状態に応じた対処法，Aさんとの接し方について説明，確認を行った。急な変化，気づいたら呼吸をしていなかった際の緊急連絡先の確認を行い，説明に用いたパンフレットや緊急連絡先を記載した用紙を渡した。

同居家族からは，「こういったことを考える時期なのですね。今日，

お話を聞けてよかったです」という言葉が聞かれた。その後の数日間は，婿の運転ではあるが愛車の助手席に乗って短時間のドライブに行くことができていた。

X年7月19日

訪問時には寝ている時間が多くなり，訪問入浴後に浅い呼吸を認めたとの報告があったが，痛みの増悪の訴えはないことを確認した。

X年7月21日

次女が帰省したため長女と妻が外出。その際に呼吸がとてもゆっくりになったり止まったりと苦しそうに見える状態となった。次女は長女に電話するも連絡がつかなかったため救急車を要請。近くの総合病院へ搬送された。その後に連絡のついた長女から当院へ連絡があり，当院から搬送先の総合病院へ連絡。心肺停止の状態ではなく，処置や検査は行わず自宅へ帰宅となった。

X年7月22日未明

家族に囲まれて自宅にて息を引き取られ看取りを行った。

しくじり診療の過程の考察

退院時に他県にいる次女も含め自宅看取りの方針となっていたこと，看取り期のパンフレットの利用や，その後の訪問でも状況を確認し緊急連絡先も共有できていたと思っていた。しかし，その連絡先を記載した用紙をどのように保管しているかまで確認できていなかった。実際は，当院や訪問看護ステーションへの連絡先は固定電話の前の壁には貼ってあったが，「緊急連絡先の用紙」は，初回訪問の際に渡した書類ファイルに挟まれていた。

また，遠方に住む次女に対しては予後予測についての詳しい話はしっかりと伝わっていなかった可能性もある。話は聞いていたようだが，父の苦しそうな姿を見た次女の反応にまで気を配れていなかった。

不確実であることを理解していたとしても，遠方の親族でなくても，患者の急な変化・苦痛様変化があれば動揺するであろう。

こうすればよかった，その後自分はこうしている

緊急連絡先用紙の文字を大きく見やすく変更し，1枚でなく3枚は渡すようにした。その上で家族と保管場所や貼っておく場所を相談するようにしている。特にベッドサイドや枕の近くなど，遠方から家族が来た際にもなるべく目に入る位置を確保するよう勧めている（呼んでしまった救急隊にも見えやすい）。自宅看取りを行った家族へのアンケートで，看取りのパンフレットの使用・説明時期について，患者の亡くなる1週間～1カ月前でも29％は「もっと早く渡してもらったほうがよかった」と回答している[2]。Palliative Performance Scale[3]，Palliative Prognostic Index[4]などの予後予測ツールを使用し，評価をしっかり行うことで，看取りのパンフレットの使用時期について，また，同居していない家族にも状況を伝えられる時間をつくれるよう意識するようになった。

ベテラン先生 私はこうしている

医師の詳しい説明よりも，患者本人の言葉を

花戸貴司 東近江市永源寺診療所

臨床の現場ではいろいろなことが起こります。特に在宅医療の現場では，予期せぬことがしばしば生じます。家族にとっては，初めての在宅介護・在宅看取りであることが多く，我々が当たり前だと思っていることでも，「緊急事態」だと感じることもあります。だからこそ，今後予想されることを事前に説明することも必要ですが，「何かあれ

ばいつでも連絡して下さい」と，常に連絡が取れるように伝えておくこと，顔の見える関係になっておくことが何より大切です。症例の先生が書かれているように，緊急連絡先を常に貼り出しておいて救急車は絶対に呼ばないなど，事前に確認しておいたルールを明確にしておくことも重要です。ここでも肝心な点はもちろん，全員が顔を合わせて情報を共有しておくことです。

　しかし，もっと大切なことがあるのではないでしょうか。どのような状況になっても患者の希望を受け入れてくれる医療・介護スタッフ，そして家族の心構えが，患者にとっての安心となるはずです。よく言われていることですが，勘違いしてはいけないのは，ACP（advance care planning）は，決して元気なうちにとるDNARではありません。病気になって，あるいは病気になる前から，食事ができなくなったらどうするかなどの話し合いをしながら，どのような人生を送りたいのか，誰と過ごしたいのか，そして人生において大切にしていることなど，人生の最終章を迎える希望を語ってもらいます。本来のACPというのは，夢を語りあう対話の積み重ねなのです。

　筆者は，人生の最終章だけにフォーカスを当てた「しくじり」は存在しないと思っています。患者本人はもちろん，関わった人たちが「良い人生だった」と思えるためには，患者が望んだ場所で，望んだ医療や介護が受けられ，望んだ人と最期まで過ごせる，そのようなことが当然と思える地域文化を醸成することなのでしょう。今回の「しくじり」の原因とされた家族が在宅看取りの心構えを身につけるには，医師の詳しい病状の説明よりも，患者本人の言葉なのではないでしょうか。

　まずは外来に来られた目の前の患者に「ごはんが食べられなくなったら，どうしますか？」と尋ねてみましょう。その一言から始まる対話の継続こそが，患者と家族にとって人生の道しるべとなり，人生の

最終章を迎えたときには，必ずや心の拠り所となるはずです。人生の最終章について当たり前のように語り合える地域づくりは，今後，総合診療医が担うべき大切な役割だと思います。

文献

1) OPTIM(緩和ケア普及のための地域プロジェクト)：看取りのパンフレット―これからの過ごし方について.
   [http://gankanwa.umin.jp/pdf/mitori02.pdf]
2) 山本 亮, 他：Palliative Care Res. 2012;7(2):192-201.
3) Anderson F, et al:J Palliat Care. 1996;12(1):5-11.
4) Morita T, et al:Support Care Cancer. 1999;7(3):128-33.

参考文献

- 花戸貴司, 著：ご飯が食べられなくなったらどうしますか 永源寺の地域まるごとケア. 國森康弘, 写真. 農山漁村文化協会, 2015.
- 花戸貴司：最期も笑顔で 在宅看取りの医師が伝える幸せな人生のしまい方. 朝日新聞出版, 2018.

part 2 しくじり症例とその解決のヒント 在宅医療のしくじり

訪問診療で家族の病気に気づかなかった

この症例から学べたこと

- ☑ 訪問診療では患者だけでなく，そのコンテクストである家族の健康問題についても気を配ることが大切である
- ☑ チーム医療での訪問診療の際は，家族の健康問題もカルテのプロブレムに入れるなど，患者だけでなく家族単位の主治医であることを意識していくことが必要である
- ☑ 介護している家族は，その負担から自分の健康に注力できない状態にあることを理解し，家族の主治医として積極的に関わることが重要である

患者：Cさん，60歳代，男性

　筆者は，認知症，慢性心不全の80歳代，女性の訪問診療を開始した。60歳代の息子（Cさん）と20歳代の孫（男性）の3人暮らしであった。孫は自閉症があり，平日は自立支援の施設で就労していた。Cさんは60歳で定年退職後は経済的に裕福とは言えず，警備のアルバイトを平日週4日行っていた。夜は母の介護と息子との時間，家事をするなど忙しく生活していた。母は週4回の日中にデイサービスを利用し，月に1回2泊3日でショートステイを利用していた。

　訪問開始後，数回訪問したところで，筆者はCさんの嗄声に気がついた。Cさんより「風邪をひいてしまってから声枯れが改善しない」と聞いていた。10歳代の頃から1日当たり40本以上を吸うヘビースモーカーであったこともあり，症状が長引く可能性や症状改善が乏しい場合は受診を勧めた。その後はチームで訪問診療を行っていることもあ

り，1〜2カ月に1回程度の訪問は行っていたが，しだいにCさんの嗄声は症状の有無とは別に気にならなくなってしまっていた。

　訪問開始から10カ月程度が過ぎた頃，Cさんより「最近，食事をとるとなんとなく詰まった感じがたまにある」との訴えがあった。その際，筆者は以前の嗄声について思い出し確認したところ，「症状は持続していたが介護が忙しく，できるだけ息子との時間もとりたいと考えていたため受診することができなかった。そのうち家族に指摘されることもなくなり，あまり気にしていなかった」とのことであった。

　筆者は精査の必要性を感じたため，すぐに紹介状を作成し近医を受診してもらったところ，胃内視鏡検査にて食道部に腫瘤を確認し，総合病院での検査の結果，食道がんstageⅢの診断となり，術前の化学療法を施行し，その後，手術の方針となった。諸検査から治療にかけて入院が必要であったため，Cさんの母は長期のショートステイを利用，息子は親戚の家で生活するという事態になってしまった。

　家族の異変に気づき受診を勧めたが，その後のフォローを怠ってしまったため，結果的に精査や治療のための入院が必要となり，患者，家族が生活の場を一時的に変更することとなってしまった。また，今後の介護体制にも影響が出るような事態となってしまい「しくじり」を自覚した。

しくじり診療の過程の考察

　訪問診療でCさんの嗄声に気づいた。Cさんの「風邪をひいてその後から改善が乏しい」という言葉や年齢，ヘビースモーカーであることからも悪性腫瘍の検索は必要であったと思われるが，Cさんの主治医ではないこともあり，受診をお勧めする程度になってしまった。また，カルテのプロブレムにその旨を残しておらず，その後はチームで訪問診療を行っていたこともあり，Cさんの病状のフォローを行わな

いまま経過してしまったことや，ヘルパーや訪問看護といった多職種との連携においても，Cさんの病状の共有を行っていなかったことが「しくじり」につながったと考える。

こうすればよかった，その後自分はこうしている

訪問診療で患者と関わっていく場合，患者の過去から未来につながる物語に名誉ある登場人物として関わっていることを意識しなければならない。病気は患者のすべてではなく，患者の長い物語のごく一部であり，病気以外の多くのコンテクストが目の前の患者をつくり上げている。その大きなコンテクストのひとつが家族である。

在宅医療における家族の役割として，①介護者としての役割，②病状の変化時に対応する医療者としての役割，③本人の代理としての役割，④家族そのものとしての役割[1]と述べられており，訪問診療における家族の役割は本来の「家族」という役割だけでなく，多岐にわたり非常に重要な役割を担っている。そのため，訪問診療において「家族の状態」を常に意識することは，訪問診療の継続において非常に重要なポイントである。

今回の症例では患者家族の健康状態の変化に気づいていたが，「家族の主治医」という意識が低かったためにしくじりが生じてしまった。また，グループ診療の場合は，家族の状態について経時的な変化を共有するのが難しいことを実感させられた。そのため，グループ内のカンファレンスでの共有はもちろんだが，カルテには必ず「家族の介護負担」や「家族の健康状態」といったプロブレムを設けることを徹底するようにしているとともに，多職種との連携においても，このような情報を細かく共有することを強く意識している。

今回の症例でもこのような項目を設けておけば，個人としてもグループとしてもCさんの病状変化に注意することができたのではない

かと考えている。

ベテラン先生 私はこうしている

複数の仲間で，多様な視点で振り返ろう

山田康介　北海道家庭医療学センター更別村国保診療所

　症例の先生の立場になると，「しくじった」と感じてしまうことにとても共感します。一方で，診療について責任ある立場ではないCさんと何気なくかわした「風邪をひいてしまってから声枯れが改善しない」といった会話から慎重なフォローアップに結びつけることの難しさもありますし，仮に10カ月より前の段階で受診に結びつけられたとしても，Cさんの母は長期のショートステイ，息子は親戚の家での生活へ移行せざるをえなかった可能性も十分あります。むしろ，Cさんの症状に対して責任を持って情報提供書を作成し受診に結びつけ，その後のご家族の安全な生活に結びつけたことが素晴らしい，とも言えます。このように視点を変えるとポジティブにとらえられる症例でもありますので，「しくじった」と感じた症例では，同僚とSEA (Significant Event Analysis) などの枠組[2]で振り返りをすることをお勧めしたいと思います。

　「こうすればよかった」の項にあるように，在宅医療において家族，特に主介護者の状態を評価し気を配ることは，患者のケアの方針を大きく左右するため非常に重要です。患者やその家族のファミリーライフサイクルを把握しておくこと，家族図を作成しておくことで[3]，患者家族に発生しそうな課題を感度高く見逃さずに拾いあげることができるかもしれません。

　カルテへの記載やグループ内のカンファレンスにより，自身の診療施設のスタッフとの情報共有は漏れなく行うことができると思います

が，診療施設外の多職種との情報共有は意外に難しいものです。最近は，他施設・多職種での情報共有を安全・迅速に行える情報通信技術を使ったシステムを利用できます。筆者の勤務する地域では，帝人ファーマ社が提供する「バイタルリンク®」というシステム[4]を利用しており，患者の病状のみならず，家族に関する情報についても共有しています。患者宅に置く申し送りノートなどの従来の方法と比べて，簡便で迅速，SNSやEメールとは異なり個人情報の保護の視点からも安全であり，有用性を実感しています。

文献

1) 在宅医療テキスト編集委員会:在宅医療テキスト.
 [http://www.zaitakuiryo-yuumizaidan.com/docs/text/text.pdf]
2) 大西弘高, 他:総説Significant Event Analysis 医師のプロフェッショナリズム教育の一手法. 家庭医療, 2008;14(1):4-12.
3) 松下　明,監訳:家族志向のプライマリ・ケア.丸善出版, 2012, p26-39.
4) 帝人ファーマ:バイタルリンク 医療・介護多職種連携情報共有システム.
 [https://medical.teijin-pharma.co.jp/zaitaku/product/vitallink/]

part 2 しくじり症例とその解決のヒント | コミュニケーションのしくじり

電子カルテで処方入力を間違った

この症例から学べたこと

☑ 「気をつける」という個人要素に依存するだけではなく，多数の要素をシステムとして組み合わせる

☑ 普段より多職種での関わりを構築しておくことで，お互いがサポートしミスを補い合うことができる

患者：Dさん，95歳，女性

もともと認知症，高血圧，骨粗鬆症，乾皮症などで，いくつかの医療機関に通院していた。しかし，認知症や廃用症候群の進行によって通院困難となり当院による訪問診療を開始。上記の健康問題に対し一括して筆者が対応することとなった。

初回訪問診療時，患者自身の体調は大きな問題はなかったが，各医療機関より計12種類の薬剤が処方され，また処方期間が医療機関によってバラバラな状態であった。しかし，他の患者への訪問診療がその後に控えており時間の制約があったため，同居している娘に「残薬のあるもの，ないもの」の処方薬剤名のみを教えてもらい，残薬のない薬剤のみ次回訪問診療時までに間に合うよう処方し，初回評価目的にて採血検査を実施し終了となった。

初回訪問の数日後，同居する娘より診療所に「定期で飲んでいたビオスリー®がなくなったので処方してほしい。前回の採血結果でコレステロールが改善しているならリピトール®を中止したい」との連絡があった。連絡があった際，筆者は訪問診療で移動中であったが，その

場で電子カルテを開いて採血結果を確認し，コレステロール値は改善していたため「内服しなくてよい」と判断した。そして，電話で娘に対しリピトール®を中止してよいことをお伝えし，ならびにビオスリー®の追加処方を行った。また，忘れないよう簡単に電子カルテに上記について記載を行った。

後日2回目の訪問診療時，Dさんは体調に大きな変化がなかったため定期処方を行った。その際，薬剤量も多いことから「飲み薬はいつもの通り28日分処方でよいですね，外用薬などで残っているものはありますか？」と，確認し処方を行った。

しかし数日後，「先日足りなくて出されなかったビオスリー®が入っていない，リピトール®はいらないと言っていたのに処方されている。先生の診療所，大丈夫なんですか？」と電話にてクレームがあった。

ポリファーマシーであり，処方ミスをなくそうと自覚しカルテを確認していたものの，日数のみ確認し処方薬を1つひとつ確認しないまま，カルテの処方入力を前回の診察時のもののまま「do」としてしまったと気づいた。本来，追加処方すべきであった薬剤が不足したままで，かつ必要のない処方は入ったままという，詰めの甘さに「しくじり」を自覚した。

しくじり診療の過程の考察

ポリファーマシーであることは自覚し診療時に確認していたものの，訪問診療が立て込んでいたこともあり細かい残数を確認していなかった。また，電子カルテの処方を薬剤が多かったこともあり「飲み薬はいつもの通り28日処方で」と，薬剤名を"確認したつもり"のまま処方してしまった。

また，さらに今回の件を「m-SHELモデル」（図1）[1]で客観的に分析した。まず，処方した自分自身だけで処方ミスを防ごうとしたが，電

「m-SHELモデル」とは

- 東京電力原子力研究所ヒューマンファクター研究室によって提唱された，ヒューマンエラーの要素をモデル化したもの
- 中心の作業者本人〔L（Liveware）〕には，作業者を取り囲む環境的な要素のS（Software），H（Hardware），E（Environment），〔L（Liveware）〕が存在し，これらが相互にうまく関連し合わないと要素間に隙間ができ，ヒューマンエラーやヒヤリハットを起こすというモデル
- 中心のLとSHELとのマッチングをはかるためには，各要素のバランスを取っていく役回りが必要であり，その役回りを担うのがマネジメント（m）である
- 中心のLと周りのSHELの状態は時々刻々と変化し，中心のLに合わせて周りのSHELは変化していかなくてはならず，また，周りのSHELに合わせて中心のLも変化していかなければならない
- またmは，具体的には現場をコントロールする権限を持つ人であり，「m-SHELモデル」では，mが各要素のマッチングをうまく取り持つことで，ヒューマンエラーやヒヤリハットの確率を低くする

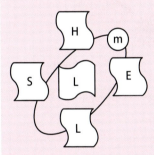

- 中心の「L（Liveware）」：作業者本人
- S（Software）：ソフトウェア
  →作業手順や作業指示，手順書や教育訓練の方式などのソフトに関わる要素
- H（Hardware）：ハードウェア
  →作業に使われる道具，機器，設備などハード的な要素
- E（Environment）：環境
  →照明や温度や湿度，作業空間の広さなど，作業環境に関わる要素
- L（liveware）：周りの人たち
  →作業者に指示や命令をする上司や，一緒にいる同僚などの人的な要素
- m（management）：マネジメント
  →中心のLと，周辺のSHELとのバランスを取っていく役回り・調整

図1　m-SHELモデル　　　　　　　　　　　　　　　文献1）より作成

話のみで処方追加・変更するという手順に関わる要素（S），電子カルテへの記載というアナログではない記録（H），訪問診療という状況や診療が立て込んでいたという要素（E），訪問診療にて患者とのやりと

りを1人で担っていたという要素（L）などの，自分自身のみならず周囲を取り巻く様々な要素が重なっていることに気づいていなかったことが，今回のしくじりにつながったと思われる。

こうすればよかった，その後自分はこうしている

リスク管理に関する概念のひとつに，「スイスチーズモデル」（図2）がある。これは穴の空き方が異なる薄切りにしたスイスチーズを何枚も重ねると，貫通する可能性は低くなるということから名づけられたもので，リスク管理においても，視点の異なる防護策を何重にも組み合わせることで，事故や不祥事が発生する危険性を低減させることができるという考え方である。

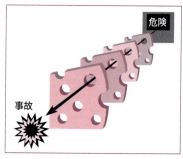

図2　スイスチーズモデル

今回のケースにおいてもその後，「m-SHELモデル」で挙げられた原因への対策を組み合わせ対応した。具体的には，まず今回のクレームの内容をかかりつけ薬局に連絡。そして定期処方を薬局側と共有し，処方箋をそのまま鵜呑みにするのではなく，患者側に渡す前に残薬の確認ならびに定期処方と変更がないか毎回確認してもらうこととした。また，医師側も処方箋を毎回プリントアウトして患者宅に持参し，患者や家族とお互いに共有しながら変更すること，また備考欄に変更があった薬剤を「〇〇追加（0324）」と日付を入れて薬局側もわかるようなかたちをとることとした。

それ以降，特に多剤があるときや麻薬投与量などについては，医師ひとりが判断するのではなく，多数の目が入るような協働のかたちを

とっている。またさらに，普段より多職種での関わりをつくって顔の見える関係をつくり，ミスが生じてもお互いが患者のためにサポートし合うかたちを形成するよう心がけている。

 ベテラン先生 私はこうしている

システムの改善を皆で考えるという姿勢が大切

小宮山 学　ありがとうみんなファミリークリニック平塚

　処方のこの手のしくじりは，筆者も数多く経験しています。訪問診療（特に初診時）の残薬調整は，しくじりが起きやすい場面です。筆者は訪問診療の初診時は，必ず残薬をすべて出してもらい，自分で数えるようにしています。それにより残薬の過不足が確認できるだけでなく，診療情報提供書の記載と，実際に処方されているものが異なっている（前医が提供書を書いた後に処方変更したなど），前医で中止した薬を実は継続内服している，逆に自己中断している，用法を間違って飲んでいる，紹介医とは別の病院から処方された薬も飲んでいる，半年分以上も残薬がある，などがわかることもあります。残薬を直接確認する作業は初診時だけでなく，残薬調整で戸惑ったときには必ず行うようにしています。薬の管理が不十分な患者の場合，毎回残薬を確認して報告書に記載するか直接報告するよう，訪問薬剤師にも指示しています。

　また，当院は在宅事務員と医師がペアで訪問するシステムのため，残薬の確認を2人で行うとともに，事務員がメモをとるところまでを必ず現場の一連作業としています。残薬確認だけでなく，新たな処方や中止が発生するときも同様です。当院と連携する薬局はFAX対応をしてもらっているところも多いため，現場または帰院後に処方して印刷したのち，薬局にFAXする前に再度事務員がメモを見ながら処方

箋と逐次照らし合わせて確認します。そこでミスが発見されることも多々あります。たとえば，「先生，家族が"○○が足りないから出してほしい"って言っていました」「先生が"××も追加で出しておきますね"と家族に言っていました」などです。

電子カルテのDo処方も，簡単であるがために逆にしくじりが生じやすい場面と言えます。筆者は処方の変更や中止など変化の場面には，症例の先生と同様に，処方箋の備考欄に必ずひと言メモを添えておきます。それにより，薬局との連携というだけでなく，次回の処方時に必ず目に留まるため自分自身のリマインドにもなっています。

「ヒューマンエラーはシステムエラーである」という言葉をどこかで聞いてから，筆者自身の職場改善の方針にしています。ヒューマンエラーが生じたとき「誰が悪かったか」でなく「何が悪かったか」ということ，また「"注意する"は対策にならない」ことを前提に，エラーが生じた際にはシステムの改善を皆で考える，という姿勢が大切だと思います。

文献

1) 石橋　明：事故は，なぜ繰り返されるのか―ヒューマンファクターの分析．第2版．黒田　勲, 監．中央労働災害防止協会, 2006.

part 2 　しくじり症例とその解決のヒント｜コミュニケーションのしくじり

家庭血圧測定を実施してもらえなかった

この症例から学べたこと

- ☑ 「自宅で血圧を測定して下さい」という説明だけでは足りない
- ☑ 高血圧診療の概要，家庭血圧測定の意義など，具体的な説明が重要
- ☑ 血圧手帳を活用して記録しやすい環境を構築する
- ☑ 患者のライフサイクルをイメージして柔軟な姿勢で診療を行う

症例　患者：Aさん，58歳，男性

　3年ほど前から職場の健康診断で「血圧が高めである」と指摘されていた。今年も健康診断で血圧が高いことを指摘されたため，仕方なく当院を受診した。健康診断では1回目の測定で150/80mmHg，2回目の測定では142/82mmHgであった。診察室での測定では血圧が130/80mmHgであった。

　Aさんは喫煙や飲酒はなく，既往歴や家族歴にも問題を認めず，二次性高血圧を積極的に疑う所見は聞かれなかった。以上より，本態性の高血圧を疑って診療を開始することとした。

　血圧にばらつきがあることから正確な診断が必要と考えたため毎日自宅で血圧を測定するよう指示し，1カ月後に再受診の約束をした。1カ月後，再受診したAさんに確認を行ったが血圧測定をほとんど行っておらず，家庭血圧の評価ができなかった。本人に理由を聞くと「仕事が忙しく測定する時間がなかった」「いつどのように測定したらよいかもよくわからなかった」ということだった。高血圧と診断を下してよいのか判断がつかず，改めて自宅での血圧測定を指示し，次回の受

診調整を行うことになった。

　「自宅で血圧を測定するように」という，ごく簡単な説明のみを行っただけで，いつ頃，どのように測定を行えばよいのかなど，ていねいで具体的な説明を行うという意識が抜けていた。さらに，働き世代であり，自分の健康に気をつかう余裕がないことが予想されるなど，患者の背景や現在の感情をイメージして診療を行うことへの意識が不足しており，しくじりを自覚した。

しくじり診療の過程の考察

　日々の忙しい外来診療の中では，ていねいで具体的な説明を行うことがどうしてもおろそかになる傾向があった。しかも，高齢者ではないある程度若い年代の患者であれば，「血圧を測定して記録を残すという作業くらいなら自主的に行ってくれるだろう」というおごりがあった。さらに，Aさんは何年も前から血圧の指摘を受けていたにもかかわらず，今年まで受診しなかったことなどから，健康への意識があまり高くない可能性があるはずであった。初診の時点でこれらの事柄をイメージして診療に取り組むことができなかったことも「しくじり」につながったと考えられる。

こうすればよかった，その後自分はこうしている

　高血圧をはじめ，生活習慣病を疑われて受診をした患者の初回受診時には，いつも以上にていねいで具体的な説明を行うことが必要と考えるようになった。具体的には，①高血圧という病態の説明と，脳や心臓の病気の原因になりうること，②結果的に患者の将来にどのような影響を及ぼす可能性があるのか，ということである。そのためにも，高血圧を正確に診断し適切な治療を行うことの必要性を説明するよう

にしている。家庭血圧の測定方法についても,「できれば朝の排尿後,2回測定して平均をとること」など具体的な説明を心がけるようになった。

　測定記録を残すためには,製薬会社の試供品ではあるが血圧手帳を患者に渡して日々の測定記録を残してもらうよう指導している。血圧手帳には前述したような高血圧診療についての概要なども記載されているため,患者が持ち帰って見直す資料としても有効だと考えている。

　ただし,どんなに時間をかけて説明をしたとしても,実際に患者が自宅での血圧測定を行わなければ意味がない。生活習慣病が問題になりやすい年代はいわゆる働き世代であり,日常生活を送ることに精一杯で余裕を持って自分の健康問題に向き合う時間を確保しにくい世代であると言える。人生の「ライフサイクル」の中で患者自身が今現在どのような状況にあり,そのため今回の高血圧の問題をどのようにとらえているのかを把握することがとても重要であると考える。心配して受診に至るというより,むしろ状況を甘く見ており,あまり大きな問題だと考えていない患者が致し方なく受診しているケースが多いと感じている。場合によっては,家庭血圧の測定方法や測定頻度など,患者ごとにアレンジが必要になるかもしれないし,そうしてもよいという柔軟な姿勢で診療に臨むようにしている。

ベテラン先生 私はこうしている

家庭血圧の情報は高血圧診療の要です

勝谷友宏 勝谷医院

　このしくじりは，恐らくほとんどの先生方が体験されているのではないでしょうか。「高血圧治療ガイドライン2014（JSH2014）」では，家庭血圧の重要性が強調され，診断にも治療にもしっかり活用するようにと明記されています。しかし，この症例のように患者に血圧手帳を渡して記録をお願いしても，なかなか埋めてもらえないことがよくあります。ポイントは，なぜ血圧を測るのか（脳卒中，心筋梗塞の予防，もし起こしたら自分だけでなく家族にも大変な影響が及ぶこと），どうやって測るのか（上腕カフの巻き方，姿勢，測定回数は3回まで），記録の仕方（収縮期・拡張期血圧と脈拍も記録，測定した値はすべて記録）を繰り返し説明することです。そして，きちんと記録できた患者には，「頑張りましたね。やればできるじゃないですか！」とまずほめ讃えた上で，降圧目標を達成しているかのチェック，脈の異常などがないか（心房細動にも気づくきっかけになります），著しい変動がないか（日間変動は脳卒中や認知機能低下リスクにつながります）を確認してみましょう。

　測るタイミングですが，筆者は「朝食前」をお勧めしています。寒い時期に「起床時」と説明すると，布団から飛び起きて，寒い部屋の中ですぐに血圧を測ってしまうのでかなり高めに上振れします。朝食は起きて1時間以内にとる患者が多く，排尿後，服薬前，坐位で測ることになりますので，ほぼガイドライン通りで安定した家庭血圧測定となります。「できれば2回測って下さい，同じように寝る前もお願いしますね」と言っておけば，ほとんどの患者がきちんと記録して下さいます。あとは「せっかく測った値は，すべて記録しておいて下さいね。

嘘の血圧というのはないのですよ」と伝え，「具合が悪いときは，そのときの状態と時間を血圧手帳に書いて，血圧も測って記録しておきましょう」という指導も行っておくと，外来と外来の間に患者に起こったことと，その際に血圧が関係しているかを一目で理解できます。前述した血圧変動性も，見開きで手帳を眺め，収縮期血圧で最も高い値と低い値の差が30mmHg以上あれば，変動が大きいほうだと考えます。

　寝る前の血圧については，生活習慣も確認しておきましょう。お酒は何をどの程度飲んでいるのか，入浴後どのぐらいの時間で測定しているのか，などを確認しながら血圧値との関係をみていくと，入浴や飲酒といった血圧が下がる状態で，どの程度の血圧値を示すのか（反射性頻脈などが起きていないか）をチェックすることができます。

　血圧手帳は患者との交換日記です。存分に活用して，患者のハートをがっちり摑みましょう。症例の先生は，今ではAさんのかかりつけ医として信頼を得ていることと思います。

part 2　しくじり症例とその解決のヒント　**コミュニケーションのしくじり**

患者に「聞いていない」と言われた

この症例から学べたこと

☑ 自分の説明が目の前の患者に伝わっていない可能性を常に想定する

☑ 重要な説明は平易な表現で繰り返し，時には文字（キーワード）や図を用いて説明する

☑ 患者に正確に情報を伝えるため，家族も最大限に活用する

　患者：Aさん，60歳代，男性

　筆者が100床の小規模病院で，一般内科医として後期研修をしていたときの出来事である。ある平日の夕方に，60歳代前半の男性が畑仕事中に蜂に刺され，呼吸困難が出現したため当院に救急搬送された。それがAさんであった。

　来院時，意識は清明であったが，血圧：86/56mmHg，脈拍：108/分，酸素飽和度は室内気で80％後半と低値であった。診察では体幹部全体に膨疹を認め，両側前胸部〜側胸部に広くwheezeを聴取した。蜂刺症によるアナフィラキシーショックと診断し，直ちにアドレナリン0.3mgを筋肉注射，補液を開始した。治療開始後バイタルは速やかに改善し，wheezeも消失した。体幹部の膨疹は淡くなったものの残存しており，重症のアナフィラキシーであったため補液を継続しつつ，ステロイド投与も開始し経過観察目的で1泊入院の方針とした。

　Aさんは高血圧で，自宅近くの診療所がかかりつけであったが，それ以外に大きな既往歴や問題となるようなアレルギー歴はなかった。これまでも蜂に刺されたことはあるが，このような症状は初めてで

あった。Aさんと遅れて自家用車で到着した妻に、「蜂に刺されたことでアナフィラキシーという重症のアレルギーが起きた。治療によってなんとか持ち直したが、経過観察のため本日は入院となる。経過が良ければ翌朝退院になる」と説明した。

幸い、入院後も症状の再燃はみられず、翌朝には皮疹もすっかり消失したため退院可能と判断した。今後も畑仕事は続けるため、エピペンの携帯が必須と考えられた。当院では土地柄、蜂刺症によるアナフィラキシーの患者が数多く来院・搬送されるが、エピペンの処方医登録をしている医師がおらず、当院ではエピペンを処方できないため、後方病院の皮膚科に紹介することになっており、今回もそのように対応した。

退院前にベッドサイドでAさんに、「アナフィラキシーは時として命に関わる恐ろしいアレルギー反応である。今回も搬送時はショックという重篤な状態であった。今後同じ症状が起こったときのためにエピペンが必要である」と説明した。Aさんは「わかりました」と頷きながら説明を聞いており、理解は良好であるように見えた。後方病院の皮膚科宛の紹介状を手渡し、退院後できるだけ早く受診するようにお願いしてAさんを見送った。

当院と後方病院は電子カルテシステムが共有されており、受診した場合には必ず記録が残るようになっている。しかし、退院1週間後に、何気なくAさんのカルテを見てみると、まだ皮膚科を受診した様子がない。気になってAさんの自宅に電話してみると、「急いで受診しろなんて言われましたっけ？ 今回は大変だったけど良くなったので、気が向いたら行こうかなと思っていました」と言われてしまった。これまでと変わらず畑仕事も続けているようであった。

筆者自身は退院時にしっかりと説明し、Aさんは速やかにエピペンの処方を受ける必要性を理解していると思っていたので、Aさんの発言にショックを受けた。Aさんに強い口調で「次回、蜂に刺されたら

死ぬかもしれませんよ！ とにかく僕が渡した紹介状を持ってすぐに皮膚科に行って下さい！」と念押しして電話を切った。電話を切ったあと，「Aさんがまた蜂に刺されて搬送されて来たらどうしよう，そうなったときにはうまく説明できなかった自分にも責任があるのではないか」と強い不安に襲われた。

しくじり診療の過程の考察

本症例では，自分が伝えたと思っていた「病態の重症度，緊急性，それに対する治療手段携帯の必要性」が患者にうまく伝わっていなかった。多くの医師が，「わかりました」と言いながら「わかっていなかった」患者を経験したことがあるのではないだろうか。このような患者を理解するために，ここではヘルス・リテラシーという概念を紹介したい。

ヘルス・リテラシーとは健康や医療に関する情報を入手し，理解し，活用する力である[1]。この中には必要なときに適切な受診行動をとること，医療者からの病状説明を正しく理解すること，内服アドヒアランスを遵守することなどが含まれる。ヘルスケアの領域では，ヘルス・リテラシーが不十分であることは患者にとってリスクであるととらえられている[2]。すなわち，ヘルス・リテラシーは患者の意思決定や処方薬のアドヒアランス，慢性疾患の自己管理の状況を通して，患者の健康アウトカムに影響すると考えられている[1]。実際に2型糖尿病の患者を対象とした研究で，血糖コントロールや合併症の発生率と，ヘルス・リテラシーが関連しているという結果も報告されている[3]。

本症例では，退院後にAさんをフォローする機会はなかったため断言できないが，Aさんのヘルス・リテラシーが不十分であった可能性がある。Aさんの理解度に注意をはらいながら，もっとていねいに説明すべきであったと反省している。

こうすればよかった，その後自分はこうしている

①本当に患者が理解できているのかどうか疑ってみる

　日本で20～64歳の男女を対象に行われた調査では，ヘルス・リテラシーになんらかの「問題がある」人の割合は85.4％とヨーロッパ（47.6％）と比べて高かった[4]。ヘルス・リテラシーが不十分な患者を見わける方法として，高齢，無職，低所得といったリスクファクターの存在や，予診票の記入ミスが多いなどの特徴が挙げられているが，見た目で判断することは難しく，また，理解が不十分であることを患者自ら伝えてくることは期待できない[5]。

　本症例でも，患者はこれまでに認知機能低下や難聴を疑うような病歴はなく，わかったように頷きながら説明を聞いていたため，病状説明への理解が不十分であることは想起できなかった。まずはヘルス・リテラシーが不十分な患者が多いという事実を認識し，目の前の患者が本当に説明を理解しているのか疑ってみることが重要である。

　患者の理解度を把握するためにteach-back法というテクニックがある。これは医療者から受けた説明を，患者の口から患者自身の言葉で再度説明してもらい，うまくいかない場合にはもう一度別の方法で説明するという方法であり，患者がどのレベルまで理解できているのか推し量ることができる。

②情報の伝え方を見直す（表1）[5]

　ヘルス・リテラシーが不十分であると考えられる人へのコミュニケーションについては，米国医師会によるヘルス・リテラシーに関するマニュアルが参考になる[5]。ゆっくりと平易な表現でコミュニケーションをとることが基本である。特に医学用語は患者に伝わりづらいため，なるべく日常会話の表現に置き換えて説明する必要がある[6]。本症例で用いたショック，アナフィラキシーなどの医学用語は患者に伝わりづらかったであろうし，補足説明にもっと時間をかけるべきで

表1　steps to improving communication with patients

- ゆっくり話す
- 平易な言葉，一般用語を用いる
- 図を見せたり，描いたりして説明する
- 情報量を絞り，繰り返す
- teach-back法を用いる
- 質問しても恥ずかしくない環境をつくる

文献5）より作成

あった。また，簡単なキーワードや図を紙に書いて説明することも有用であり，その場でメモして渡すだけでも伝わり方は改善する。

③家族という資源を最大限に活用する

病状説明の際に患者の家族に同席してもらうことも有用である。診察に同伴した家族は患者の心配事を代弁したり，医療者の説明を覚えておく手助けをしたり，患者の意思決定を支援することがわかっている[7]。特に家族の中でもヘルス・リテラシーの高い人を巻き込むことで，「そんなこと聞いていない」と言われるリスクを減らすことができると考える。

本症例でも退院時に妻にも同席してもらい，同様の説明を行っていれば，皮膚科受診が漏れることはなかったかもしれない。

◆

どの方法も言われてみれば当然であるが，何気ない日常診療の中で忘れてしまいがちなことでもある。繰り返し実践することで，習慣化させることを心がけたい。

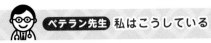

ベテラン先生 私はこうしている

言葉の意味を明確にし，行動を具体的に確認する

土井たかし　土井内科医院

　患者の「聞いてない」の一言は，医療者に与える心理的ダメージが大きいですが，このような状況の多くは相互の言葉の意味・内容が共有されていない，コミュニケーションエラーによるものと考えています。そこで，そのエラーが生じないように，次の2点を意識しています。「言葉の解釈が違う可能性を意識する」と，「自己動機づけに着目し，行動を具体化して提示する」ということです。

　まず「言葉の解釈」です。この事例であれば非言語コミュニケーションの「頷き」を「理解している『だろう』」と解釈していますが，「私はあなたの話を聞いています」という程度の意味「かもしれない」と考えるように努めています。この際，teach-back法は効果がありますが，繰り返し求めると，尋問のように受け取られ，医師―患者関係の悪化につながる可能性がある[8]ため，「聞き返し」[9]（動機づけ面接法の基本的スキル）を多く使い，言葉の意味の共有化を図ります。

　次に，人が「行動を起こす／変える」ためには，外的報酬のある「外発的動機づけ」ではなく，「内発的動機づけ」，つまり「自己動機づけ」が重要になります。これは生活習慣病診療において，医療者の指示や論理的説得で行動が変わりにくいことからもわかると思います。今回の事例では「明日にでも蜂に刺されて瀕死の状態になりかねず，そういう事態は絶対に避けたい」という内発的動機が生じることで，「可及的速やかにエピペンの処方を受ける」という行動につながる，ということです。E-P-E（Elicit-Provide-Elicit）[9]と言われる情報提供方法で，内容の相互擦り合わせをすると誤解が生じにくくなります。患者自身が理解したことを自分の言葉で引き出し（Elicit），その内容の可否，

過不足に対し，情報を提供し（Provide），再度，患者自身が言葉にする（Elicit）ことで内的動機を高めていきます。

そして，起こすべき行動を具体化して会話を交わします。この事例では「処方を受ける」ことを同意していましたが，「いつ」行くべきかを共有できていませんでした。「できるだけ早く」という言葉が，医療者にとっては「明日にでも」のつもりであったとしても，患者は「自分の都合がつく範囲でできるだけ早く」という解釈だったように思います。「行って下さい」と行動のみを指示するのではなく，「いつ，行きましょう」のように，患者自身の「できるだけ早く」の解釈を確認する質問をします。「農作業が減る再来月くらい」という言葉が返ってくれば，「できるだけ早く」の解釈が共有できていないことが明瞭化され，エラーに対処することができます。

また，ヘルス・リテラシーの視点から「患者側が変わる」必要性を考察されていますが，上記のようなことを意識した対応であれば，患者のリテラシーに影響されることなく，「聞いていない」と言われる状況をつくらずにすむと考えます。

文献

1) 1) 中山和弘:ヘルスリテラシーとは. ヘルスリテラシー──健康教育の新しいキーワード. 福田 洋, 他編. 大修館書店, 2016, p1-22.
2) Kickbusch IS:Health Promot Int. 2001;16(3):289-97.
3) Schillinger D, et al:JAMA. 2002;288(4):475-82.
4) Nakayama K, et al:BMC Public Health. 2015;15:505.
5) Barry DW, ed:Health literacy and patient safety:Help patients understand. Manual for clinicians. 2nd ed. American Medical Association Foundation, 2007, p16-34.
6) 国立国語研究所「病院の言葉」委員会:「病院の言葉」を分かりやすくする提案. [http://pj.ninjal.ac.jp/byoin/]（2018年3月2日閲覧）
7) 松下 明, 監訳:家族志向のプライマリ・ケア. 丸善出版, 2012, p51-66.
8) 斎藤清二:初めての医療面接 コミュニケーションの技法とその学び方. 医学書院, 2000, p6-13.
9) 北田雅子, 他編:動機づけ面接法 逆引き学習帳. 医歯薬出版, 2016, p33-8, 79-84.

part 2 しくじり症例とその解決のヒント　教育のしくじり

研修医が来てくれたが何を教えたらよいのかわからない

 この事例から学べたこと

- ☑ 学んでほしいこと，学びたいこと，それぞれの到達度について意識的に振り返る場（研修医自身の内省，指導医からの評価とフィードバック）を設けることで，より効果的に研修医の成長を促進することができる

- ☑ あいまいな研修目標は，より具体的なものに修正する。その作業は研修医と指導医で一緒に，できるだけ早期に行うことが望ましい

- ☑ フィードバックを行う際には，定型化されたものを用いると効率的であり，まずは何か1つの型に慣れるのがよい

事例　「学ぶべきことがわからない」と訴える初期研修医

当時，筆者が勤務していた山間部の診療所には，車で20～30分ほど離れた地域の総合病院，あるいは県内の大学病院などから，ほぼ毎月1～2名程度の初期研修医が1カ月の地域医療研修を受けに来ていた。

筆者が勤務を開始する以前より，当診療所では，すべての研修生に事前にアンケートを送付し，回答を得た上で研修を始めてもらっていた。アンケートでは，①地域医療についてこれまでどんな経験をしてきたか，②研修における目標は何か，の2点について自由記述形式で回答を求めていた。多くの研修生は『地域で生活する患者・家族と，彼らを支える地域の有形・無形の様々な資源について，患者や家族，他職種との対話や地域の光景から学んでもらう』という方針のもと，それぞれに学びを得て，元の研修施設に帰っていった。

あるとき，研修期間の半分を経過した研修医から，「自分が何を学

表1　タキソノミー別お勧め動詞一覧

認知領域	知識	列挙する，暗唱する，提示する，区分，区別する，定義する，述べる，例を挙げる
	問題解決	区別する，分類する，判断する
情意領域	態度	価値があると評点をつける，重要であるとランクをつける，信念や意見として示す，評点をつける，ランクづけする
精神運動領域	スキル	実施して見せる
	パフォーマンス	パフォーマンスに表れる形で利用，一般化する

文献2）より引用

んだらよいのかわからない」という訴えがあった．詳しく聞いたところ，「現在の研修の方法で，自分の立てた目標に近づいているかわからない」「指示されたことをこなしているだけのように思えて，学ぶべきことがわからなくなってきた」と感じていることがわかった．

　面談してみると，当該研修医が実は，こちらが学んでほしいと思っていること（患者中心のケア，診療の場の多様性，連携重視のマネジメントなど）を既にいくつか学んでいることを明らかにした．また，研修目標について再確認したところ，事前に提示していた目標が非常に漠然としたものであり，再構成が必要なことに気づいた．そこで，面談の中で認知（知識）領域，情意（態度）領域，精神運動（技術）領域の3つの個別目標/教育目標分類（タキソノミー）によって研修目標を再構成し，目標達成のために，今後何をどう行うかを決定した[1]．

　目標設定においては，**表1**[2]のような動詞を使うことを意識しつつ，残された期間を勘案し，地域研修において学ぶべきとされていることのうち，こちらが学んでほしいと考えていること，研修医が学びたいことを擦り合わせて決定した．できあがった目標をもとにして，日々の研修終了後に（毎日ではなかったが），「できたこと」「できなかっ

こと」「抱いた感情」「課題」のフォーマットを用いて振り返りを行った。これは以前，筆者が初期研修医のときに地域研修でお世話になったY診療所で実際に行っていた方法をそのまま踏襲した。

フィードバックとしては，特に実際の行為や考え方そのものを対象として，継続してほしい点，改善できる点を重視して伝えることとし，その際にはいきなり回答を伝えるのではなく，考え方の背景を探るため，質問することを重視した。結果として，当該研修医は「やるべきことがわかって，成長していることを実感でき，今回の研修は今後に活きると思う」と，自己効力感を得て研修を終え，研修病院へ戻っていった。

しくじり事例の過程の考察

それまで，「何を学べばよいかわからない」と表明した研修医がいなかったこと，当該研修医がそれまでの他の研修医と比べても医学的な知識や診療技術に秀でてバランス感覚も持っており，いわゆる"優秀な"研修医であるととらえていたことから，他の研修医の不全感に気づくことができなかった。研修開始前の目標が非常にあいまいであることには気づいていたが，こちらが用意した環境に対して，一見そつなく対応している研修医を見て，「これだけ優秀であれば，きっと自分で気づいて解決していくだろう」と学習の進展度に注意をはらうことができていなかった。

不思議の国のアリスでは，アリスがネコに「私はどの道を行けばいいの？」と尋ね，「それは，君がどこに行きたいかによるよね」と答えられて困ってしまうシーンがある。今回の学習者も（おそらく今まで学習してきたものとは）毛色が違う分野の学習を始める中で，当初から進むべき道，行きたい場所がわからず（わかっていないことに気づかず），そのために指導側も効果的なフィードバックを与えることが

できないでいた。本事例では，途中で研修医自身の吐露があり，何とかしくじりを挽回するチャンスを得ることができた。

こうすればよかった，その後自分はこうしている

研修医の目標設定をできるだけ早期に一緒に考えることとした。その際には，今までの地域医療の経験や知識を掘り出しながら，研修医の到達希望レベルとの差と研修期間を考慮して，適切なレベルの目標（個別目標）を設定することを意識している。

振り返りについても，現在は業務の都合上毎日は行えないが，最低でも週に2回以上は「できたこと」「できなかったこと」「感情」「課題」のフォーマットを用いた振り返りを実施して，学習の進捗状況を把握するようにしている。それ以外にも，研修生との日々のやりとりの中で，ポジティブフィードバックとネガティブフィードバック[3]を意識して行うことで，カーナビゲーションシステムのように現在地を把握し，目標に到達する手助けとなるようにしている。フィードバックの際には，情報量が多すぎないように，質問をするように心がけており，ほとんどの場合で，five micro skills（**表2**）という手法に則って行っているが，診療の合間の短時間でも行うことができ[3]，非常に有用だと感じている。

表2 five micro skills

step 1	考えを述べさせる
step 2	根拠を述べさせる
step 3	一般論を伝える
step 4	できたことを承認する（ポジティブフィードバック）
step 5	間違いを正す（ネガティブフィードバック）

文献3）より作成

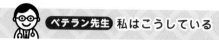

メンターシップ——より効率的な教育展開に向けて

中村琢弥　弓削メディカルクリニック

　本事例は医学教育現場にてありふれたしくじりであり，筆者自身も含め，悩んだ経験がある人は多いのではないでしょうか。事例の学びとして，「省察の構造化と目標の再設定」が焦点となっていますが，追加で素晴らしかったポイントとして，研修医に対しての「悩みの打ち明け→面談」という流れを構築できた点を挙げたいと思います。これはある種のメンターシップ（およびそのメンタリング的行動）が機能したと考えます。

　メンタリングは，メンター（指導者側）とメンティ（学習者側）との間の人間関係で形成される，キャリア発達を援助する様々な活動を指します。現在のビジネスや医療業界は複雑多様化をきわめており，それに対応するために「古き良き先輩的役割・成長へ向けた栄養補給的行動」である「メンタリング」は，スタッフ教育／支援において国レベルで導入を推奨されています。メンターには，通常の医学の知識や技術の伝達者（teacher）的役割だけでなく，現場で悩むメンティに「伴走」するための態度や，その技術を持つ者（mentor／coach）としての役割（**表3**）[4)～9)] が求められます。この関係性が構築され機能することで，今回の事例のようなケースでも適切に修正の機会が得られ，より効率的に教育が展開されるでしょう。

表3 メンターとして身につけるべきスキル／姿勢一覧

チャンスのとらえ方	人生で起こっていることを常に「自分の成長のよい機会」としてとらえ，活かす姿勢
ロールモデリング	メンター自身がビジョンを持ち，それに沿って生きている姿勢を見せる。何気ないことにも日々感動する感性を磨き，それをメンティに伝える
傾聴	Carl R. Rogers博士が提唱したアクティブリスニングはその代表。相手に「もっと話したい」と思わせる素晴らしい聞き手となる
コーチング	目標を明確にし，メンティの気づきを促し，あらゆる介入によって目標到達をスムーズにする
ポジティブフィードバック	相手がやる気になる言葉を用意する。行動を具体的にほめ，励まし，承認し，ともに喜ぶ
建設的フィードバック	単なる指示ではなく相手に貢献する意識を持ち，具体的な助言や提案を与える
リスク管理	目標や期限を明確にしてメンティに活動を委任する。同時に，その失敗への対策を支援者として入念に行う
キャリアアップ支援	必要な人物や機会へ導き，出番やチャンス，リソースを与える。必要なときにメンターはそばにいて，伴走する

文献4)～9)より作成

文献

1) David E. Kern, 他:4章 Step3 一般目標と個別目標. 医学教育プログラム開発―6段階アプローチによる学習と評価の一体化. 小泉俊三, 監訳. 篠原出版新社, 2003, p34-46.
2) 大西弘高:新医学教育学入門―教育目標分類(タキソノミー)とは.
[http://www.igaku-shoin.co.jp/nwsppr/n2003dir/n2544dir/n2544_04.htm]
3) Neher JO, et al:J Am Board Fam Pract. 1992;5(4):419-24.
4) KE Kram:Mentoring at Work Developmental Relationships in Organizational Life. University Press of America, 1988.
5) メンター研究会 編:増補版 メンタリング・ハンドブック〜導入から実践〜. 日本生産性本部生産性労働情報センター, 2014.
6) 福島正伸:メンタリング・マネジメント―共感と信頼の人材育成術. ダイヤモンド社, 2005.
7) 渡辺三枝子, 他:メンタリング入門. 日本経済新聞社. 2006.
8) ブライアン・トレーシー, 他:メンターのチカラ[自己啓発編]日米の超一流実業家・メンターが教えてくれる人生の勝ち方. ミラクルマインド出版, 2012.
9) 奥田弘美, 他:メディカルサポートコーチング―医療スタッフのコミュニケーション力＋セルフケア力＋マネジメント力を伸ばす. 中央法規出版, 2012.

part 2 しくじり症例とその解決のヒント | 教育のしくじり

スタッフ教育について よい方法がわからない

この事例から学べたこと

☑ 理念や使命, 戦略的目標, 行動指針を作成しスタッフへの浸透をはかる

☑ 個々のスタッフの強みを活かす業務分担をはかる

☑ スタッフ同士で, 相手の良いと思ったことや感謝したことを書いて渡す

☑ 個人面談により, 悩みや課題, 目標や進捗状況を確認する

事例 電子カルテの操作に悪戦苦闘した事務スタッフのAさん

父からの医院を継承しスタッフも引き継がれた, 医師1人, 事務スタッフ3人, 看護師1人の小規模な医院である。ほとんどのソロ診療でもそうであるように, 筆者が院長兼事務長であった。継承前に電子カルテ, レセプトコンピューターが導入された。

事務スタッフの1人であるAさんは, 先代の開院当初より勤務している70歳代の女性である。彼女は電子カルテ業者から電子カルテおよびレセプトコンピューターの使用方法を教わっていたが, 操作方法にいまだ悪戦苦闘していた。再診患者の受付入力だけでも時間がかかっていたが, 新患が来院した場合は, その入力にさらに時間を要し, 診察時間よりも長い時間を費やしており, 完全に診療の流れのボトルネックとなっていた。他の新人スタッフはすぐに使い方を覚えていたが, 彼女だけは1年後も変わらなかった。

スタッフは大切であり,「早くしてほしい」とも強く言えなかった。

それから1年以上状況が変わらず，スタッフ教育に失敗していることに気づいた。

しくじり事例の過程の考察

Aさんは先代の頃から長年お世話になっているベテランスタッフであり，患者のこともよく知っている。患者への接し方も良く，院長変更後も"ついてきてくれる"貴重な存在である。そのような方に気分を害するかもしれないことを言うのは自分の中で葛藤がある上，「歳はとっていてもパソコンは使えるようになるはず」と考えていた。「慣れるにも時間が必要」と考えていたことも対応が遅れた原因であった。直接，自分が電子カルテの使用方法を指導するのも筋違いであり，「同じ事務スタッフ同士で教え合うべきだ」と考えていたのもしくじりの原因となった。

スタッフに苦手分野を克服させることや，信念を変えさせることは困難と気づいた。この場合の信念とは「私はパソコンを使えない」という考えである。むしろ強みを活かし，信念を利用するほうがより効率的で，スタッフ自身もイキイキと仕事ができるようである。チームで成果を向上させる必要があり，それぞれの強みを活かし，弱みをカバーし合い，弱みがなくなることが理想的である。マネジメントの大家，P.F.ドラッカーも，「人々が組織で成果を上げるようにするのであれば，その人たちの弱みを強調するのではなく，強みを活かすべきである」[1]と言っている。

スタッフの強みを見つけるために定期個人面談を実施することや，普段からのコミュニケーションと観察を行う必要がある。個人面談では，それぞれの自主的な目標設定をお願いしてもよいだろうし，どのような点で評価されたいかを尋ねてもよい。あるいは各自の「私はこうされたら困る。こうしてもらえれば助かる」という内容を聞き，そ

れを他のスタッフにも共有すべきである[2]。

　初心者のスタッフには技術と知識を教える必要があり，最初はゆっくりでも構わないが質の基準は保ってもらう必要がある。患者の待ち時間は診療の質，特に患者満足度に影響を与える重要な要素であるため，この部分はできるだけ短くしたい。診察時間が長くなり待たせてしまうのは仕方ないとしても（それでも極力待たせないように努力するが），受付や会計の時間がボトルネックとなることは許容しがたいと考えている。初心者がある程度時間がかかるのは仕方がないが，許容範囲は超えさせるべきではない。この事例では明らかに許容範囲を超えていたので対策をとる必要があった。

　スタッフを成長させる最も良い方法は，教師になってもらうことである。ある程度，技術と知識を習得したスタッフは教えることによりさらに成長する。今回は他の新しい事務スタッフがその役割を担うことになったのだが，年長者，経験年数の長さから積極的に指導しづらかったようである。

　新規開業のような全員が初心者の場合は，手順などをともに構築していく必要がある。構築する過程において同時に作業マニュアルを作成することは，次回からの新人教育の際に非常に有用であるだけでなく，やむをえないスタッフの急な欠勤の場合などに，普段は領域外のスタッフがその業務をする際に役立つので必要である[3]。

　しかし，マニュアルだけでは良い医療を提供できない。さらに良いチームをつくり，チームで良い医療やサービスを提供するためには，組織の理念とともに一貫したシステムが必要である。このシステムの枠組みの中でスタッフに自由と責任を与えることが必要である。マニュアルはこのシステムの中でスタッフにより常に改善され，書き換えられていくものである。マニュアルで対処できないことが生じた場合，その都度，組織の理念や使命，ビジョン，行動指針あるいはクレドと呼ばれるものに従い対処し，必要であればマニュアルを更新する[4]。

今回のケースでは理念や使命はまだ作成されていなかったが，それが大きな原因とは考えづらい。苦手を払拭しきれず，強みを活かせなくなっていることが原因であった。また，業者が作成した電子カルテ操作マニュアルは，実際に操作をするスタッフが作成したものではないために現場に即したものになっておらず，使用しづらかったことも原因のひとつであったと考えられた。

こうすればよかった，その後自分はこうしている

　まず，当院の理念と使命を作成した。そして，毎朝，朝礼で理念と使命の唱和をし，理念と使命のスタッフへの浸透をはかった。毎朝していると暗唱できるようになっても，なくなると寂しいもので，一度，「もう浸透しているのでやめましょうか？」とスタッフに聞いたが，始まりの合図としてやりたいということなので続けている。理念や使命を作成した後は戦略的目標と行動指針（何をして，何をしないか）も作成し，スタッフへの浸透をはかった。

　さらにAさんと相談し，Aさん自身も電子カルテの使用に苦痛を感じており，操作したくないと考えているのがわかった。Aさんの強みを活かしてもらい，いきいきと仕事をしてもらうため，今後は電子カルテの操作はせず，受付業務に専念してもらう方針とした。電子カルテの操作は他のスタッフが常に担当することとし，同時にマニュアル作成のためのマニュアルをつくった。その後，電子カルテ操作マニュアルや受付業務マニュアルの作成も事務スタッフにお願いし，作成してもらった。

　また，スタッフ満足度向上のために院内で「ほめほめカード」を導入した。「ほめほめカード」とは，スタッフ同士でその日に相手の良いと思ったことや感謝したことを書いて渡すものである。口に出して直接伝えるのが最も効果的であるが，それがお互いに気恥ずかしい人に

も与えることができる良いツールだと考えている。当然，リーダー，マネジャーは毎日1枚以上書くべきである。このカードは『心のなかの幸福のバケツ』[5]を参考にした。

個人面談は四半期に1回実施するようにし，個人の悩みや課題，目標や進捗状況を確認するようにした。

そのような工夫もあってか，現在のところ1人も離職することなく続けてくれており，クリニックの患者数も伸び続けている。

 ベテラン先生 私はこうしている

教育も大切，採用も大切，失敗を共有できる仲間はもっと大切

溝口哲弘 溝口ファミリークリニック

このしくじりは，就業上のミスマッチが基礎にあり，特に採用時によく見かけることです。仕事をする上でmindとskillは非常に重要な要素で，どちらが欠けても業務に支障をきたすことになります。共に働く仲間としての優先順位をつけておいて，譲れない線を明確化しておく必要があります。これは継承であったとしても，自分が採用してその人の人生に関わっていくという意気込みを示す必要があります。

筆者の施設では，クリニックの理念・方針に興味があって，最低限の指示に従ってくれる人であるか，求人への応募封筒を見るだけでわかるような工夫をしています。また，大企業の採用担当者で，年間千人単位の面接をしている人でも面接は難しいと言っています。筆者は面接だけで人を判断する自信もないため，適性検査，心理検査，遂行機能を評価する前頭葉機能検査，PCの入力試験も組み込んでいます。小さな組織ではスタッフの人間関係が非常に重要であり，院長を含めた面接官のみならず，所属するすべてのスタッフから一緒に働いても

大丈夫と言われる人である必要があります。

　この先生は，非常に頭が良く努力家で優秀，文献を頼りに今まで何でも自己解決できていた人だと推測します。「何のため，誰のために医療を行っているのか」という視点と，採用・労務を含めた経営に関することで苦労した経験や，他業種と交流があって日々工夫して仕事をしている仲間がいると，さらなる発展が期待できるでしょう。筆者の施設の事務長は一部上場企業の元海外支社長で，顧問にも企業経営者が複数おり，外部との交流を大切にしていて様々な業種の経営者の友人・知人も多数います。さらに，現在のお互いの経験と知識を共有するために，CMA（clinic management association）という，臨床と経営を学ぶ勉強会を主宰しています。徐々に参加者が増え，30人弱の仲間たちと年数回の勉強会とともにFacebookで閉鎖グループをつくって，オンライン上で相談をしたり，時にスカイプ会議をしています。

　人員に関しては，パートのスタッフを1名追加で採用しておくことをお勧めします。ギリギリの人員ではスタッフが有給休暇を取得することが難しくなりますし，家族行事や体調不良などで欠勤者が出たときにはクリニック運営に困ることになります。

　「ほめほめカード」の運用に関しては，院長が毎日1枚以上書く決心と継続が最低条件になります。当院でも試みたことがあり，書いた枚数によって「お小遣い」が出るというニンジン作戦を決行しましたが，院長である自分が書かないこともあってカードが記入されることはあまりなく，そもそも書くのは面倒な作業ということもあって長続きしませんでした。書くことが難しくても，話をするだけだったら負担が少ないし，続きやすいのではと考えて取り入れたのがgood＆newです。good＆newを実施して感じた効果は，まず，スピーチで同僚への感謝の言葉を述べる習慣がついたこともあり，互いに褒め合ったり助け合う風土が醸成されてきました。新入職員に対しては，事前にアドバ

イスをして先輩に助けてもらったエピソードを積極的に発表してもらうようにしていますが、この感謝の言葉も先輩スタッフたちには響くようです。実際にやってみると上手くいかないところもあり、現在は1人40秒の時間制限と1日3人の当番表をつくって運用しています。

good & newとCMAについて

good & newは、米国の組織活動研究者Peter Klein氏の組織活性化の手法です。参加者が円陣を組み、最近あった良かったこと、新しく知ったことなどを簡単に話すというものです。「クッシュボール」というボールを渡された人が順次発表していきます。内容は何でもよいのですが、「同僚の良い働きぶりや、助けてもらったことなどがあればこの場を利用して伝えて下さい」とお願いしています。good & newの話を聞くことで、職員は同僚の新たな一面を知り、親近感を抱きます。話をする職員も、経験談を話すことで「共感してもらった」という喜びを感じることが可能です。クッシュボールは場を和ませる演出で、ボールを持つことで肩の力が抜ける・視覚刺激で元気になるメリットもあるといわれています。また、職員が物事を前向きにとらえる訓練にもなります。物事には二面性があり、一見うれしくないことでも、見方を変えればポジティブにとらえられるかもしれない、「良かったこと」を意識的に話してもらうことでそうした考え方が身につくようになります。

CMAは2015年に結成し、翌年に活動を開始しました。勉強会の内容は主に、①検査機器のそろわないクリニックでの診療に役立つ臨床レクチャー、②クリニック経営、③ひとりの人間として自己成長するためのワークショップの3点です。クリニックを経営していても、経営していなくても役に立つ内容で、初回は10名弱でしたが、回を重ねるごとに参加者が増えてきています。開催は主に浜松駅前で、日曜日に行っています。詳細はホームページをご参照下さるか、「クリニッ

クマネジメント協会」で検索して下さい。https://mizo-cl.com/cma

文献

1) P.F.ドラッカー:非営利組織の経営—原理と実践. 上田惇生, 他訳. ダイヤモンド社, 1991, p186.
2) マーカス・バッキンガム:最高のリーダー,マネジャーがいつも考えているたったひとつのこと. 加賀山卓朗, 訳. 日本経済新聞社, 2006, p95-128.
3) マイケル・E.ガーバー:はじめの一歩を踏み出そう—成功する人たちの起業術. 原田喜浩, 訳. 世界文化社, 2003, p197-209.
4) ジム・コリンズ:ビジョナリー・カンパニー2—飛躍の法則. 山岡洋一, 訳. 日経BP社, 2012, p192-229.
5) ドナルド・O・クリフトン, 他:心のなかの幸福のバケツ. 高遠裕子, 訳. 日本経済新聞社, 2005.

part 2　しくじり症例とその解決のヒント　**教育のしくじり**

地域からの講演依頼について どうしたらよいかわからない

この事例から学べたこと

☑ 伝えたい内容だけでなく，伝わる内容や伝え方にも配慮しなければならない

☑ PANICの法則を活用して，目的，対象，ニーズ，内容，方法を整理してのぞむ

事例　プレゼンテーションの基本を怠った筆者

①それまでの経験

筆者は地域の診療所で専攻医として働いていた。あるとき指導医から，「学校の先生の前でエピペンの講習会を開いてほしい」と依頼があった。

身内の組織内向け以外に講演を行ったことはないし，そもそも食物アレルギーを教えられるほど学んだという自信もない。

気を引き締めて準備にかかった。目的から導入や伝える手段まで整理し，簡易の企画書も作成してのぞんだ。講習会では，参加者はすぐに内容に没頭し，表情も良く活発に質問も出た。盛況のうちに終わり，事後アンケートでも好評であった。地域向けの講演会を依頼されても，これなら大丈夫だなと感じた。

②グループホーム職員への心肺蘇生法講習会の依頼

今度は自施設の訪問看護師から，「グループホーム職員向けの心肺蘇生法の講習会を開いてほしい」と依頼があった。当院ではグループホームは8ユニットを担当しており，定期訪問診療をしている。訪問

看護で健康管理に関わっているグループホームに対して，定期的に学習企画を行うことになった。そこで，まずは心肺蘇生法の講習はどうかという話になったようだ。

　食物アレルギー講習会の成功で気を良くしていた筆者は，「心肺蘇生法の講習会なら，これまで属した施設で何度か関わったこともある。この前の食物アレルギー講習会でも心肺蘇生法の実習は少しやったし，これまでと同じようにすればバッチリだ」，そう考えた。

　これまで経験した心肺蘇生法/AED講習と同様に準備をして，機器もスライドもしっかり準備した。当日は意気揚々とのぞみ，定形通り講習は進んだが……。

　4人ごとのグループにわかれて実技の練習を行ったが，グループによっては重〜い空気が流れて盛り上がらず，誰も手を動かしたがらない空気……。ファシリテーターとして手伝ってもらった研修医の先生にも申し訳ない気持ちに……。身近にAEDが設置されていないところも多いようだった。

　地域の方々向けの講演会では様々な特性の方が対象となるため，これまで行ってきた医療機関でのプレゼンテーションとは異なっていた。どこに目的を置くか，受け手はどんな人たちか，何を求められているか，どんな情報を盛り込むべきか，というプレゼンテーションの基本が抜けており，「しくじり」を自覚した。

しくじり事例の過程の考察

　当初の食物アレルギー講習会は，1から計画するということで，目的や教育方略，導入の仕方まで簡易的な企画書を作成した上でのぞんだ。その上に，エピペンを持った児童がやがて入学してくるという危機感もあり，そもそも対象が教員ということで理解力も高かった。そうした点がうまくいった要因であったと考えられた。

一方で，心肺蘇生法の講習会は院内向けで既に経験があり，同様にすればよいという思い込みがあった。グループホームの職員は専門技能を持っているというより，むしろ制度設計上も一般の方々とほぼ同様である。医療にもまったく馴染みがない方々に対しては，院内での心肺蘇生講習会に倣って行うのは無理があった。職場の指示で参加していると思われる方も多く，複数の施設から寄り集まった初対面同士であった。また，教員と違い，このような集団学習の場にも不慣れで，いきなりモチベーションを掻き立てられる状況の方ばかりではなかった。レクチャーで伝える内容は無理なく理解できる範囲にとどめ，アイスブレイクに十分に時間をかける必要もあった。

　しかも，AEDが設置されているグループホームはほとんどないのが実状だった。心肺蘇生まではともかく，AEDに関する知識が職場ですぐに活かせる状況ではなかった。依頼としては心肺蘇生法／AEDの講習会であり，そのまま深く考えずに引き受けたが，参加者の特性やニーズを考えれば，心肺蘇生法やAEDは講習で触れつつも，ニーズを調査した上で，たとえば全身状態の評価の仕方など少し視点を変えた内容を中心としてもよかったのかもしれない。

こうすればよかった，その後自分はこうしている

　指導医とも振り返りを行い，講習会などでの基本的なプレゼン技術を学習し直した。こうした講習会の取り組みは，教育プログラム開発の枠組み[1]でとらえることができ，結果の評価を含めてより効果的に行える。しかし，まず取っ掛かりで参考になるのは，プレゼンを考える上で必要なポイントが整理されているPANICの法則である（図1）[2]。特に今回は，audience（聴き手は誰か），need（何を求めているか）が重要であった。プレゼンの聴き手がどのような人々で，何を求めているかを徹底的に考え，アンケートやヒアリングで事前に調べておくこ

（purpose）
目的を理解しているか？

（audience）
聴き手は誰か？

（need）
聴き手は何を求めているか？

（information）
どんな情報を盛り込むか？

（communication）
伝える準備はできているか？

図1　PANICの法則　　　　　文献2）より作成

とが重要であった。それでも聴き手のニーズが把握しきれないときは，全体像や各論の概要までは詳しく述べた上で，質問の時間を多めにとって対応するのがよいと思われた。

　翌年度に計画された食物アレルギー講習会では，先方の担当者との相談の場をあらかじめ設定し，確実に状況を確認した上で事前アンケートも作成した。こうして徹底的にaudienceやneedを把握してinformationを検討し，実際のエピペンの保管場所やAEDの設置場所まで加味して，現実に即した教育内容へと改良をはかった。また，そのことでさらなる評価を得ることができた。

　今では地域住民への講演会でも同様に，PANICの法則の枠組みで準備をしてのぞんでいる。

ベテラン先生 私はこうしている

ARCSモデルで学習者ニーズに沿った教育を無理なく設計しよう

孫　大輔 東京大学医学教育国際研究センター

　このしくじりは，すべての教育活動に当てはまる普遍的なテーマです。要は，「学習者のニーズに合った内容を教えられているか」という問題ですね。たとえば，臨床医志望が強い学生たちに基礎医学の細かい知識を延々と授業する場合とか，進路を外科系に決めている研修医に内科的な臨床推論の仕方を細かく教える場合などでしょうか。こういうとき，学生や研修医は寝てしまうなど，学ぶ意欲が湧かないということを全身で表現してきます（笑）。しかし，教育的ニーズというのは，必ずしも学習者のニーズだけではなく，教育するほうのニーズもあるわけで，たとえば，「外科医になる人にも内科のこの基本知識は知っておいてほしい」ということがありますよね。そういうときには結構難しい問題が出てきます。

　このような場合，筆者はインストラクショナル・デザインのARCSモデルをよく使います。ARCSモデルというのは，学習者のモチベーションを上げ，かつ，教育ニーズに沿った効果的な教育を行うためのものです。Aはattention（注意）で，まず学習者の興味・関心を引く仕掛けをつくります。Rはrelevance（関連性）で，学習の意義をわからせ，やりがいを感じさせる側面です。Cはconfidence（自信）で，学び始めの小さな達成感・満足感を持ってもらいます。Sはsatisfaction（満足）で，学習を振り返り「やってよかった」と感じられる仕組みです。

　今回のケースで言えば，対象となるグループホームの職員たちの学習ニーズはどういうところにあるのか，普段どんなことに課題を感じているのか，といった事前調査ができれば設計しやすくなります。た

だ，事前アンケートなどはなかなかできないこともあるでしょう。そ

> ・対象となる人たちが課題と感じていることは？
> ・どんなことを学びたい？（知識か，スキルか）
> ・どんな学習スタイルを好む？（レクチャー形式，あるいは体を動かす演習形式）
> など

のときは以下のように予想して計画を立ててみましょう。

　そうすると，自然にARCSモデルの要素を設計しやすくなります。たとえば，「BLSではなく，嚥下障害に対する対処の仕方」といった講演内容を考えたとしましょう。ARCSのA（注意）では，まず新奇性・面白さを考えます。ビデオを見せたり，症例をベースに考えてもよいでしょう。次に，R（関連性）では，対象者の普段の仕事とこれから学ぶことに関連があるということを伝えるだけでOKです。あるいは将来，このように役立つということを伝えます。C（自信）では，嚥下障害に関する演習問題・クイズに答えさせたり，グループワークでより学びを深めたりするといいでしょう。S（満足）では，たとえば，さらに学びたい人のための教材やサイトを案内するだけでもよいのです。

　普段，教えていない対象や，自分と領域の違う人たちに越境して教えるというときは，特にこの「ニーズ問題」を意識し，少し工夫するとよいでしょう。

文献

1) D. E. カーン, 他:医学教育プログラム開発6段階アプローチによる学習と評価の一体化. 小泉俊三, 監訳. 篠原出版新社, 2003.
2) A・ブラッドバリー:プレゼンテーションを学べ!. ディスカヴァー・トゥエンティワン, 2006, p21-36.

索引

数字
2項目質問法 **180**
2人主治医制 **50**

欧文

A
ACP (advance care planning) **80**
ACSCs (ambulatory care-sensitive conditions) **25**
ARCSモデル **275**

B
bio-psycho-socialの背景 **175**

C
Child First **152**

D
DV疑い **147**

E
Elicit-Provide-Elicit **253**

F
FIB-4 index **114**
five micro skills **259**
FRIDs (fall risk-increasing drugs) **186**

M
m-SHELモデル **238**

P
PALS (pediatric advanced life support) **130**
PANICの法則 **274**
POEMs (patient oriented evidence that matters) **29**

S
SAMPLE聴取 **130**
SDM (shared decision making) **28, 109**

V
VBM (value-based medicine) **20**

和文

い
インフォームド・シェアード・ディシジョン・メイキング **18**
インフルエンザ **134**
胃がん **99**
医療機関連携 **55**
医療連携 **74**
咽頭がん **158**

う
うつ病 **177**

お
お薬手帳 **163**
嘔吐 **155**

か
かかりつけ医 **104**
過重労働 **35**
家族志向型ケア **175**
家族の健康問題 **232**
家庭医療専門医 **37**
家庭血圧測定 **243**
介護保険制度 **58**
学校医 **217**
学校保健委員会 **218**
合併症チェック **96**
肝がん **111**
患者会 **208**
患者が重視する転帰 **29**
患者中心の7ステップ **15**
患者の同意 **187**
感染性胃腸炎 **125**

き
キーパーソン **74**
聞き返し **253**
虐待 **147, 216**
共有意思決定 **109**
緊急連絡先 **228**

く
クループ症候群 **134**

グループ診療 35

け
血圧変動性 247
健康ファイル 201
健診 196, 215
研修医 256

こ
講習会 271
向精神薬 182

さ
在宅医療 59, 223

し
脂肪肝 111
主治医機能 53
終末期患者 226
食欲不振 158
診断エラー 2
診断推論 2

す
スタッフ教育 263
ステロイド軟膏 128
睡眠時無呼吸 89

せ
前医からの引き継ぎ 191

そ
ソロ診療 35

た
タキソノミー 257
多職種カンファレンス 46
多職種連携 43
退院時カンファレンス 48
体重増加不良 215

ち
治療方針 76
直観的思考 2

て
電子カルテ 237

と
糖尿病 173

糖尿病手帳 95

な
内服アドヒアランス 166

に
二次性高血圧 89
二重投与 164
妊娠 119
認知反応傾向 5

の
膿痂疹 128

は
パーキンソン症状 141

ひ
病診/診診連携 50

ふ
不適切処方 12
服薬管理 56
分析的思考 2

へ
ヘルス・メンテナンス 99, 198
ヘルス・リテラシー 250

ほ
ポリファーマシー 11, 187

ま
マルチモビディティ 13, 23

み
看取り 228

め
メンターシップ 260

よ
予防接種 204

り
臨床推論 2
臨床倫理の4分割表 79

れ
連絡体制 224

わ
ワーク・ライフ・バランス 35
ワクチン 202

編者 **雨森正記**（あめのもり まさき）
弓削メディカルクリニック 院長

1985年：自治医科大学医学部卒業
1985〜87年：滋賀医科大学附属病院内科，小児科，放射線科
1987〜89年：公立湖北総合病院内科
1989〜95年：竜王町国民健康保険診療所長
1995〜99年：竜王町国民健康保険診療所弓削出張所
1999年4月より現職

監修 **西村真紀**（にしむら まき）
川崎セツルメント診療所 所長

1997年：東海大学医学部卒業
1997〜2005年：東京ほくと医療生協
2005〜06年：茅ヶ崎中央病院家庭医療センター センター長
2006〜16年：川崎医療生協あさお診療所 所長
2016〜18年：高知大学医学部家庭医療学講座 特任准教授
2018年6月より現職

しくじり症例から学ぶ
総合診療

定価(本体3,600円+税)
2019年3月5日 第1版

編 者	雨森正記
監 修	西村真紀
発行者	梅澤俊彦
発行所	日本医事新報社　www.jmedj.co.jp
	〒101-8718　東京都千代田区神田駿河台2-9
	電話(販売)03-3292-1555　(編集)03-3292-1557
	振替口座　00100-3-25171
印 刷	ラン印刷社

© Maki Nishimura　2019　Printed in Japan
ISBN978-4-7849-4816-1　C3047　¥3600E

本書の複製権・翻訳権・上映権・譲渡権・公衆送信権(送信可能化権を含む)は(株)日本医事新報社が保有します。

JCOPY 〈(社)出版者著作権管理機構 委託出版物〉

本書の無断複写は著作権法上での例外を除き禁じられています。複写される場合は、そのつど事前に、(社)出版者著作権管理機構(電話 03-3513-6969, FAX 03-3513-6979, e-mail:info@jcopy.or.jp)の許諾を得てください。